Jenny Robson · All for Love

PH
V

Jenny Robson

All for Love

Aus dem Englischen
von Jutta Himmelreich

Peter Hammer Verlag

Der verstorbenen Ms. Gugu Dlamini gewidmet,
die so großen Mut bewiesen hat.
Ich danke Shirley Cook, Nomthandazo Zondo und Malebogo Moepi, geb. Ramosweu, für ihren Rat und ihre Hilfe.

1

Samstag, 7. Dezember Niemand weiß, wer sie umgebracht hat. Niemand weiß, wer Freitagnacht, im Schutz der Dunkelheit, die Steine in der Nähe aufgelesen und ihr dann mit solcher Wucht und Wut das Gesicht, den zarten Mund zerschmettert hat.
Ich glaube, als ich in der frühen Morgensonne über den Müllplatz ging, da war mir schon klar, wessen Leiche dort lag, umringt von ein paar Arbeitern auf dem Heimweg von der Nachtschicht. Ein Polizeitransporter holperte über den Platz. Ein Expresszug nach Klipdrift ratterte vorbei. Und ich wusste schon, wer das Opfer war, noch bevor ich ihr zartlila Kostüm sah. Ich wusste es.
Dieses Kostüm trug sie zu besonderen Anlässen. Und der Freitagabend hätte ein besonderer Anlass sein sollen. Das Schuljahr war zu Ende. Sie hätte nach Hause fahren sollen, hatte eine Fahrt im Nachtzug nach Kapstadt gebucht, wollte heim zu ihren Lieben.
Jetzt aber war ihr lila Kostüm mit Dreck und Blut besudelt. Ihr Rock war zerknittert und weit hoch gerutscht, wo sie doch zu Lebzeiten so viel Wert auf Anstand und gepflegtes Aussehen gelegt hat. Und die Polizei tat nichts, um sie wenigstens ein bisschen sauberzumachen, auch die junge Polizistin in ihrer makellosen Uniform rührte keinen Finger. Die Perlmuttknöpfe der Kostümjacke lagen verstreut im Abfall. Ich konnte kaum hinsehen, so unerträg-

lich war mir ihr Anblick. Am allerschlimmsten war ihr zerschmettertes Gesicht.
Sie war so liebenswert gewesen, Miss Thozama Diko: unsere Englischlehrerin, unsere stellvertretende Chorleiterin. Immer wirkte sie freundlich und gelassen, wenn sie über die Korridore des Meriting-Gymnasiums ging. Oder wenn sie bei den Chorproben in der Sporthalle vor uns stand und uns mit ihren kleinen, eleganten Händen dirigierte. Aber jetzt lagen ihre Finger im Dreck, zwischen zerbeulten Bierdosen aus Mama Katses Kneipe. Zwischen vertrockneten Zeitungsfetzen und scharfkantigen Steinbrocken, an denen ihr Blut noch klebte.
Ich stand an dem frühen Dezembermorgen auch dort bei den Männern von der Nachtschicht, und das Band, das die Polizei durch die kahlen Büsche gewunden hatte, hielt uns auf Distanz.
»Hat hier jemand Informationen, die uns weiterhelfen?«, fragte ein Polizist hinter der Absperrung. Seine Kollegen umkreisten die Leiche, warfen im Dauerblitzlicht der Kamera am frühen Morgen schon Schatten. Weiß jemand, wer das hier getan haben könnte?«
Natürlich zuckten die Nachtschichtler schweigend und wenig hilfreich die Achseln. Sie waren auf dem Heimweg vom Bahnhof hier vorbeigekommen, hatten ihre Schlupfmützen bis über die Augen hochgerollt, und ihre Brotbüchsen klapperten bei jedem Schritt gegen ihre Beine.
»Hat niemand eine Idee? Keinen Vorschlag?«, fragte der Polizist. Wohl weil es seine Pflicht war. Die Arbeiter starrten ihn schweigend an. Erst als er sich abgewendet hatte, ging das Gemurmel los, und bald hatte jeder in der Runde einen Vorschlag parat. Hier wurde ein Verdacht geäußert, da wurden Namen genannt.
So viel Müll überall! Normalerweise führten meine Tante und ihr AEGF – der Ausschuss zur Entwicklung und Förderung der

Gemeinde – ihre Antimüll-Feldzüge. Meine Tante malt Transparente, auf denen steht: MERITING MUSS MÜLLFREI BLEIBEN. Mit Plastiktüten bewaffnet, marschieren sie und die Kinder durch sämtliche Straßen und über den Müllplatz. Allerdings waren die Müllfeldzüge während der letzten Wochen ausgeblieben. Der AEFG hatte mit der Vorbereitung auf die Gedenkfeier zum Welt-Aids-Tag alle Hände voll zu tun.

Um mich herum wurden Namen gemurmelt, zu leise, als dass die Polizei sie hätte hören können. Jeder hatte einen Lieblingsverdächtigen. Jeder hatte einen Vorschlag beizusteuern.

»Das war ihr Freund. Es ist immer der Freund, immer! Wie heißt er noch gleich? Daniel Lefafa? Ja genau, der unterrichtet Naturwissenschaften am Meriting-Gymnasium. Vielleicht gab's Streit. Oder einen anderen Mann. Den Mord begeht doch immer der, der dir am nächsten steht.«

»Nein, nein. Daniel Lefafa war's nicht. Der kann keiner Fliege was zuleide tun. Aber bei seiner Mutter bin ich mir nicht ganz so sicher – ihr wisst schon, die Frau, die den Jugendchor leitet. Die beim Klipdrift-Festival sämtliche Preise einheimst. Ja, vielleicht war's diese Mrs. Lefafa, möglich wär's doch.«

»Quatsch! Einfache Gangster waren das. Diebe und Gangster. Warum Probleme sehen, wo gar keine sind?«, sagte eben der Mann neben mir. Er kam nicht von der Nachtschicht. Er trug Anzug und Krawatte, sogar am frühen Samstagmorgen, und am Revers die Anstecknadel vom AEFG.

Jetzt wurde das Gemurmel der Arbeiter übertönt vom scheußlichen Geräusch des Reißverschlusses, mit dem man den Leichensack zuzog. Schwarz und schwer war er, dieser Sack und glänzte dunkel in der Morgensonne. Es klang wie ein gellender Schrei, als der Reißverschluss sich über Miss Dikos Gesicht schloss, das bis vor kurzem noch so reizend, so sanft gewesen war.

»Nein. Aber ich hab ein interessantes Gerücht gehört, eben auf dem Weg hierher.« Das sagte Peter, der Hochschulabsolvent. Auch er war kein Nachtarbeiter. Er hatte gar keine Arbeit, trotz seines Studiums. »Aus zuverlässiger Quelle weiß ich, Thozie Diko war gestern Abend in Mama Katses Shebeen. Hat auf ihren Zug gewartet und Bier getrunken, mit einem Unbekannten mit kahl rasiertem Kopf. Vielleicht hat ja jemand dem Fremden irgendwas gesagt. Kurz drauf standen die beiden nämlich draußen vor der Kneipe. Und er hat sie angebrüllt: Mieses, verkommenes Stück hat er sie genannt. Also war's vielleicht der Fremde? Wäre doch möglich.« Die Männer um Peter nickten zustimmend.
In diesem Moment wollte ich losschreien. Ich wollte ihnen allen entgegenschreien, dass Miss Diko nie, niemals in ein Shebeen gehen würde. Niemals würde sie so tief sinken. Aber ich behielt mein Wissen für mich, und der stechende Schmerz in meiner Brust wuchs und wuchs.
»Alles Quatsch, sag ich. Das waren einfach Diebe und Gangster, weiter nichts«, meinte der Mann mit dem AEFG-Anstecker und beharrte auf seiner Meinung. Den Anstecker trägt auch meine Tante so stolz: ein Dreieck aus blauem Filz. Meine Tante ist die erste Frau, die der AEFG zur Vorsitzenden gewählt hat.
»Genau, warum die Sache komplizierter machen als sie ist?«, meinte der AEFG-Mann. »Ein Raubüberfall. Das war eine von diesen Jugendbanden, die hier in unsere Gemeinde einfallen wie die Pest, und vor denen die Polizei die Augen verschließt. Ein Raubüberfall. Klare Sache, ganz eindeutig.«
Aber er täuschte sich. Die Sache war weder klar noch eindeutig. Seine Stimme verriet, dass er selbst gar nicht überzeugt war von dem, was er da sagte. Miss Dikos Handtasche lag am Boden, noch fest verschlossen und unangetastet. Aber ihr Koffer war aufgeplatzt, ihre Kleider über den schmutzigen Boden verstreut.

Kleider, die mir so vertraut waren. Ihre weiche rosa Blumenbluse, die sie vergangenen Freitagabend anhatte, bei unserer letzten Chorprobe für den Welt-Aids-Tag. Miss Diko hatte vor uns gestanden, ihre kleinen Hände umschlossen von diesen weichen rosa Stulpen. Und sie hatte über das Lied gesprochen, das wir extra am Aids-Tag singen würden. Es hieß *Paradise Road*.

In Gedanken hörte ich ihre Stimme noch. »Leute, ich muss euch heute etwas über die Frau erzählen, die *Paradise Road* als Erste gesungen hat. Ich will, dass euch klar wird, warum das Lied so perfekt zum Welt-Aids-Tag passt.«

Sie nannte uns immer ›Leute‹, Miss Diko. Anders als unsere Chorleiterin, Mrs. Lefafa, die nennt uns ›Kinder‹, obwohl wir alle schon Teenager sind und manche unserer Bassisten sogar schon fast zwanzig.

»Ja, Leute. Ihr sollt wissen, warum ich dieses Lied ausgesucht habe, obwohl wir hier in Südafrika, als es 1980 ein Hit wurde, noch so gut wie nichts über Aids wussten. Damals dachten wir alle, HIV ist eine komische Krankheit in den USA, die geht uns überhaupt nichts an.«

Gelächelt hat sie, Miss Diko, und ihr Hals war umrahmt vom weichen rosa Kragen ihrer Bluse. Sie hat immer gelächelt, wenn sie mit uns gesprochen hat, und sie hat uns respektvoll behandelt. Ganz anders als die Lefafa, die manchmal derart in Rage gerät, dass sie ausfallend wird und verletzend, wenn wir die Töne nicht genau treffen oder unser Crescendo nicht unter Kontrolle haben.

Jetzt aber lag die weiche rosa Bluse im Dreck, zwischen Hühnerknochen und Bierdosen.

Die Polizisten hoben den schweren Leichensack umständlich hoch, wie einen sperrigen Sack Zement, und schoben ihn in den Transporter. Ein widerliches Geräusch, als der dicke Plastiksack über das Wellblech schnarrte. Der Wagen fuhr davon, erst vorbei an einer umgestürzten Schubkarre, dann an den fürchterlichsten Frauen von Meriting: den Bo Mma Zwillingen.

Abseits standen sie, die Bo Mma Zwillinge, dicht beieinander am Rande des Müllplatzes. Sogar in ihren blassblauen Putzkitteln sahen sie aus wie zwei Geier, als sie dem Leichenwagen nachschauten. Ihre Zöpfe waren so eng am Kopf geflochten, dass dazwischen ihre Kopfhaut zu sehen war. Unter schweren, faltigen Lidern schossen ihre alten Augen hin und her. Sie sind zwar die Putzfrauen vom Meriting-Gymnasium, aber ihre richtigen Namen kennt niemand. Nicht mal unser Direktor, glaub' ich. Jeder kennt sie einfach als die Bo Mma Zwillinge, und jeder hat Angst vor ihnen, auch unser Direx.

»Was ist mit den beiden?«, murmelte ein Nachtschichtler und wies mit seinem Stoppelkinn in Richtung Zwillingsschwestern. Die Leute um ihn herum raunten zustimmend. Manche schluckten auch nervös. Aber jetzt kam der Polizist zurück auf seinen Posten hinter der Absperrung.

»Und warum?«, fragte er laut in die Runde. »Kann jemand sich denken warum?«

Er bekam bloß blankes Schweigen zur Antwort. Die Arbeiter wandten sich ab, ihre Augen unter den hochgerollten Mützen wichen den Blicken der anderen aus. Die Frage des Polizisten hing in der Luft und trudelte dann wie eine Feder in den schmutzigen Sand. Aber der Polizist kam ja auch nicht aus Meriting. Sonst hätte er nämlich gar nicht »Warum?« gefragt. Er hätte erst gar keine Antwort erwartet.

Ich blieb noch eine Weile dort stehen, allein, bei den blutigen Steinen und den verstreuten Perlmuttknöpfen. Zu meinen Füßen flatterte ein zerknülltes Plakat im böigen Wind. Ein AEFG-Plakat mit wichtigen Veranstaltungsterminen im Dezember. Meine Tante hängt die Plakate jeden Monat auf, aber der Wind weht sie immer wieder durch Meritings Straßen, und sie liegen bald im Dreck, alle Termine auf einem Haufen.

Wenn ich an jene Wochen zurückdenke, kommt es mir so vor, als hätte auch Miss Dikos Tod die Zeit zusammengefaltet, Datum an Datum. Zumindest was mich betrifft. Im Rückblick gerät manches, was vor dieser schrecklichen Nacht von Freitag auf Samstag passiert ist, durcheinander mit Sachen, die später passiert sind. Es fällt mir schwer, alles in die richtige Reihenfolge zu bringen. Manchmal weiß ich einfach nicht mehr, was wann oder was vor was passiert ist. Das liegt aber nicht nur daran, dass mich ihr Tod so schockiert hat. In diesen Wochen sind so viele Dinge vorgefallen, an die ich mit Schmerzen zurückdenke, auch jetzt noch. Manche Erinnerungen schnüren mir heute noch die Luft ab.
Der Wind hob das blaue Plakat jetzt hoch und blies es zu den leeren Bahnschienen: Termin purzelte über Termin, Veranstaltung über Veranstaltung, so wild durcheinander, dass einem schwindelig wurde. Ich drehte mich um und ging zu meiner Tante nach Hause, geradeaus über die Straße am Müllplatz.

Die Polizistin in der makellosen Uniform kam an unsere Haustür, mit ihren Fragen und ihrem Notizblock.
»Du wohnst doch direkt hier am Müllplatz«, sagte sie zu mir. »Ist dir denn letzte Nacht nichts aufgefallen? Hast du gar nichts gehört?«
Ich starrte sie nur stumm an und brachte zuerst gar kein Wort heraus. Ich hatte einen dicken Kloß im Hals, ein Gefühl, als hätte ich eine schlimme Krankheit und würde nie wieder richtig atmen können. Meine Brust schien bis oben hin voll mit rauem, trockenem Flusssand.
»Der Pathologe sagt, sie ist gegen Mitternacht gestorben.«

Meine Stimme klang ganz ungewohnt und weit weg, als ich der Polizistin endlich Antwort gab.
»Es fährt ein Kohlenzug. Immer um Mitternacht. Mit fünfzig leeren Waggons. Niemand hört irgendwas, wenn der vorbeirattert. Es dauert lange, bis er durch ist. Außerdem hab ich geschlafen.«
Das war gelogen. Ich hatte um Mitternacht wach gelegen, hatte aus Sorge um meine Schwester Precious kein Auge zugemacht. In jenen Wochen damals lag ich nachts meistens wach, aus Angst um Precious.
»Wenigstens Namen? Kannst du mir Leute nennen, die Miss Diko schaden wollten? Sie war doch eine deiner Lehrerinnen, oder? Und du hast im Jugendchor mit ihr gesungen. Also musst du doch irgendwas über sie wissen. Fällt dir irgendjemand ein, der wollte, dass sie stirbt?«
Meine Schwester Precious kam an die Haustür und stellte sich neben mich. Trotz ihrer rotgeweinten Augen sah sie noch schön aus. Sie ist sehr schön, meine jüngere Schwester Precious. Ich legte tröstend meinen Arm um sie, als hätten wir nie Streit gehabt. Im Grunde stimmt das ja auch. Das ist die stärkste Wahrheit. Ich hab sie lieb und werde sie immer lieb haben, egal was passiert, ganz egal, wie groß unsere Meinungsverschiedenheiten sind.
»Und du?« Nun wandte sich die Polizistin an Precious. »Kannst du mir Namen nennen?«
Aber Precious schüttelte den Kopf, und ihre neuen Zöpfe tanzten um ihre schmalen Wangenknochen. Sie hatte sich tags zuvor eine neue Frisur machen lassen und war ganz glücklich damit, auch jetzt, trotz ihrer Tränen für Miss Diko. Unsere Tante war von den neuen Zöpfen gar nicht begeistert. »Warum willst du so unnatürlich aussehen, Precious? Warum musst du aussehen wie ein Stadtkind, dem seine Herkunft inzwischen gleichgültig ist, wie ein Mädchen, das sein wahres Wesen verbergen will?«

Precious hat niemals Probleme mit unserer Tante, jedenfalls nicht so wie ich. Sie kriegt sie mühelos weich.
»Ach Mama, die sehen doch so schön aus, findest du nicht? Abwechslung macht doch Spaß.« Dann umklammerte sie ihren Arm, und unsere Tante war natürlich hin und weg.
Die Polizistin schien frustriert. Sie seufzte und klopfte dabei mit ihrem Stift auf ihren Notizblock. »Vielleicht könnt ihr mir wenigstens eines sagen: Warum? Warum würde jemand eurer zweiten Chorleiterin schaden wollen? Warum würde jemand sie umbringen?«
Aber auch die Polizistin kam ja nicht aus Meriting. Denn sonst wüsste auch sie: Diese Frage wird niemand beantworten. Auch sprechen würde niemand darüber, weder in den eigenen vier Wänden, noch mit den engsten Verwandten.
»Also, wenn euch was einfällt, das uns bei unseren Ermittlungen helfen könnte …« Die Polizistin wandte sich ab und ging. Precious neben mir fing wieder an zu schluchzen. Ich legte beide Arme um sie. Weinen konnte ich nicht. All meine Trauer lag wie Blei auf mir, sie schnürte mir die Kehle zu, drückte auf meine Brust. In der Faust hielt ich den Perlmuttknopf, den ich zwischen den verbeulten Bierdosen aufgelesen hatte. Dieser eine Knopf war alles, was mir von Miss Diko blieb. Der und die Erinnerung daran, wie sie uns in ihrer gütigen Art auf die Veranstaltung zum Welt-Aids-Tag vorbereitet hat.

2

Freitag, 29. November An diesem Freitag hatten wir abends unsere letzte Chorprobe vor dem Welt-Aids-Tag am Sonntag. Und wir klangen so gut. Ich glaube, das war uns allen auch bewusst. Miss Diko trug ihre weiche rosa Bluse und sah uns strahlend an.

»Noch mal, ab Zeile eins, Leute. Und jetzt singen wir's einmal ganz durch«, sagte sie freundlich. »Nur meinen Nerven zuliebe. Ich kann euch gar nicht sagen, wie nervös ich bin wegen Sonntag!«

Der komplette Chor stand da auf der Bühne in der Sporthalle, ordentlich aufgereiht: die Größten in der Mitte, die Kleinsten links und rechts außen. Wir standen schön nach Stimmgruppen geordnet: Sopran, Alt, Tenor, Bass. Die Lefafa, unsere oberste Chorleiterin, achtete immer strengstens auf gute Aufstellung, und sie dirigierte uns mit eiserner Hand. Ich glaube, sogar die Bässe in den letzten Reihen hatten Respekt vor ihr. Auch Ebenezer.

Aber heute Abend dirigierte uns Miss Diko, mit ihren kleinen Händen und eleganten Bewegungen. Und nicht einer von uns, der jetzt dastand und auf ihr Zeichen wartete, hätte je gedacht, dass die Assistentin unserer Chorleiterin nur eine Woche später tot und blutbesudelt neben den Bahngleisen liegen würde.

»Oh, ihr Altisten – ich finde, ihr müsst stärker zum Ausdruck kommen. Im Moment haltet ihr euch noch zu sehr zurück. Wir verstehen uns? Übrigens, wenn wir's dann einmal durchgesungen haben, sag ich euch ein paar Worte zu dem Lied, dazu, warum wir *Paradise Road* am Sonntag singen.«

Miss Diko hob die Hände und Ebenezer sang, mit seiner tiefen Stimme, die kraftvoll aus der letzten Reihe klang.

Come with me down Paradise Road ...

Er war unser bester Bassist, ganz ohne Frage. Auch die strenge Lefafa hatte selten was an ihm auszusetzen. Wir anderen stimmten ein und ließen uns von seinen perfekt gehaltenen Tönen leiten.

This will ease and carry your load
This you must believe ...

Ein schönes Lied, das Miss Diko da für den Aids-Tag ausgesucht hatte. Es breitete sich in der großen, leeren Sporthalle in weichen, harmonischen Wellen aus.

There are better days before us
And a burning bridge behind us
Fire smoking
The sky is blazing ...

Als das Lied schließlich zu seinem ergreifenden Ende gekommen war, faltete Miss Diko die Hände. »Und jetzt, Leute, meine Erklärung. Mrs. Lefafa findet, man sollte euch sagen, warum *Paradise Road* das passende Lied für den Aids-Tag ist.«

Ich dachte mir schon, dass so was kommen würde. Im Grunde hatte ich damit gerechnet.

Ich hatte ja schon vor der Chorprobe die zickigen Bemerkungen der Lefafa mitgekriegt, draußen im Foyer, vor der Sporthalle: »Also, Thozama Diko, wenn Sie schon meine Chorzeit vergeuden, finden Sie nicht, die Kinder sollten wenigstens erfahren, warum sie dieses Lied singen? Nach allem, was ich bis jetzt gehört habe, klingt es ja kaum wie ein Aidslied. Ich verstehe ohnehin nicht, was das soll mit dieser Aufführung am Aids-Tag. Wo doch bis zum Festival nur noch zwei Wochen Zeit sind und ich noch alle Hände voll zu tun habe!«

Ich war damals im Büro im Foyer und trug die Chorprobe in den Terminplan ein. Das war meine Aufgabe im Chor. Vom Büro aus kann man durch ein Fenster ins Foyer gucken. Deshalb konnte ich sehen, wie streng die Lefafa aussah, als sie auf Miss Diko einredete. Ich hörte, wie gereizt sie war. Kein Wunder. Ich wusste ja auch, dass sie nicht nur so redete, weil sie was gegen diese Chorproben hatte. Im Grunde war die Lefafa wütend, weil es auch um ihren Sohn ging, um Daniel. Ihren geliebten, einzigen Sohn Daniel.

Mr. Daniel Lefafa und Miss Diko gingen seit Monaten miteinander. Wir Schüler fanden, sie waren das perfekte Paar, wie für einander geschaffen: unser gut aussehender Lehrer für Naturwissenschaften und unsere kleine Englischlehrerin aus Kapstadt. Aber letzte Woche hatte Miss Diko mit ihm Schluss gemacht. Das wusste ich von meiner Freundin Neo. Die hatte den Streit der beiden mit angehört, komplett. Neo war irgendwie immer zur rechten Zeit am rechten Ort und bekam die interessantesten Sachen mit.

»Du wirst es nicht glauben, Gaone«, hat sie zu mir gesagt, mit großen Augen in ihrem runden Gesicht. »Ich kam zufällig am Labor vorbei und hab alles mitgekriegt. Der Lefafa hat die Diko angefleht, um eine zweite Chance hat er gebettelt, er liebt nur sie, hat er gesagt. Aber die Diko meinte immer nur: ›Es ist das Beste so, Daniel. Es geht nicht anders. Eines Tages wirst du's verstehen. Du wirst mir dankbar sein. Ich tue dir einen Gefallen damit.‹ Aber Daniel Lefafa sah überhaupt nicht so aus, als fände er, dass sie ihm einen Gefallen tut. Ich glaube, er liebt sie wirklich. Vielleicht ist sie ja in jemand anderen verknallt.«

Meine Freundin Neo hat munter gestrahlt, wie immer, als sie mir die Geschichte erzählt hat, und sie sah gar nicht traurig aus dabei. Aber gerade das mag ich ja am liebsten an Neo: ihre gute Laune. Wenn ich gute Laune brauche, dann geh ich zu ihr. Und zwar ziemlich oft.

Jetzt stand also der Chor auf der Bühne und wollte hören, was Miss Diko zu *Paradise Road* sagen würde und warum sie dieses Lied ausgesucht hatte.

»Anneline Malebo hieß sie, Leute, die Frau, die dieses Lied damals berühmt gemacht hat, 1980. Damals wusste natürlich kaum jemand über HIV und Aids Bescheid. Damals hatte die Krankheit noch gar keinen Namen.«

Wir hörten Miss Diko schweigend zu, auch die Bassisten. Immer sprach sie so sanftmütig, so würdevoll. Obwohl manche Schüler ja meinten, sie sei total eingebildet und eitel, bloß weil sie aus einer Großstadt wie Kapstadt kam, und die Bo Mma Zwillinge äfften ihre ungewöhnliche Art hinter ihrem Rücken nach.

»Ja Leute, damals dachten wir hier in Afrika, diese komische Krankheit Aids bekommt man nur, wenn man ein Mann ist, homosexuell, und in San Franzisko lebt, in Amerika. Nicht mal in unseren schrecklichsten Alpträumen hätten wir uns je ausgemalt, dass Aids eines Tages zur schlimmsten Tragödie in Afrika werden würde.«

Ich nickte von meinem Platz in der ersten Altistenreihe aus. Da stand ich für *Paradise Road*. Die Lefafa stellt mich normalerweise in die zweite Reihe, neben meine Freundin Neo. Ich bewege mich nicht besonders gut, aber darauf legt die Lefafa sehr viel Wert. Dank dieser Bewegungen, so glaubt sie, hat ihr Chor beim Festival bisher Jahr für Jahr den Pokal gewonnen. Miss Diko brauchte für ihr Lied zum Aids-Tag allerdings keine Bewegungen.

»Der Text sagt alles, was zu sagen ist«, erklärte sie uns. »Und Gaone, eine so volle Stimme wie deine will ich direkt hier vorne haben.«
Also stand ich in der ersten Altistenreihe, direkt vor Neo, und nickte, als Miss Diko uns über ihr Aidslied aufklärte. Ich weiß ziemlich viel über Aids. Ich habe jedes Buch gelesen, jeden Artikel, jede Broschüre, die ich in die Finger kriegen konnte. Ich lese jedes Plakat, das Schwester Thebe am Zentrum für Aids-Tests aushängt. Meine Schwester Precious hält mich für besessen, sie findet, das sei schon zwanghaft bei mir.
»Warum musst du so deprimierendes Zeug lesen?«, fragt sie mich oft. »Man ist doch nur einmal jung im Leben. Warum vergeudest du deine Zeit mit Sachen, die dich traurig machen? Warum willst du über Krankheit und Tod grübeln? Irgendwas stimmt nicht mit dir, Schwesterherz! Du tickst doch nicht richtig!«
Aber ich habe allen Grund, so besessen zu sein.
Miss Diko hatte noch mehr zu sagen: »Eine Zeit lang waren Anneline Malebo und ihre Gruppe *Joy* mit diesem Lied in ganz Südafrika berühmt. Sogar im Ausland. Aber nach und nach gerieten sie und das wunderbare Lied, das sie uns geschenkt hat, in Vergessenheit. Zwanzig Jahre lang blieb sie in der Versenkung verschwunden. Bis heute. Dieses Jahr wurde Anneline Malebo plötzlich wieder im Radio gespielt, in Zeitschriften und im Fernsehen sah und hörte man wieder von ihr. Allerdings aus völlig anderen Gründen …«
Und von dem Moment an machte ich mir ernsthafte Sorgen um meine Schwester, seit damals, nach der letzten Chorprobe vor dem Welt-Aids-Tag, als Miss Diko uns mehr über die Sängerin von *Paradise Road* erzählt hat. Ich schaute an der ersten Reihe entlang, zu meiner Schwester bei den Sopranisten. Precious steht immer in der ersten Reihe. Ihre Bewegungen sind genau so schön

wie ihr Gesicht und ihre Stimme. In diesem Augenblick wurde mir klar, was sie tat, auch wenn sie's heimlich tat und sich nach Kräften bemühte es zu verbergen. Ich sah es trotzdem.

Ich mache mir schon immer Sorgen um meine Schwester, all die Jahre schon, seit unsere Mutter tot ist. Hauptsächlich, weil Precious so arglos ist. Sie scheint nicht zu kapieren, wie gefährlich, wie grausam die Welt sein kann. Sie genießt ihr Leben, amüsiert sich und denkt, alles dreht sich nur um Spaß, Schönheit und nette Leute. Sie wird wütend, wenn ich versuche, sie zu warnen.

»Precious«, sage ich immer wieder zu ihr, »begreif doch endlich: Was du tust hat Folgen! Du kannst nicht einfach nur machen was du willst und dann denken, du musst keinen Preis dafür zahlen! Bitte, schalt' dein Gehirn ein, bevor du irgendwas tust! Ich will nicht, dass dir jemand weh tut oder dass du Ärger kriegst.«

Natürlich schüttelt Precious den Kopf, wenn ich so rede und verdreht entrüstet ihre hübschen Augen. »Gaone, warum musst du immer mit dem Schlimmsten rechnen? Warum siehst du überall Ärger und Probleme? Kein Wunder, dass du dauernd schlechte Laune hast! Sei doch mal locker, Mädchen. Genieß dein Leben.«

Ja, ich hab' mir schon immer Sorgen um meine Schwester gemacht. Aber dieser Abend lieferte mir einen neuen Grund mich zu sorgen, und der war so fürchterlich, dass mir fast das Herz stehen blieb. Während Miss Diko sprach, schaute Precious heimlich hinter sich. Ich konnte sehen, wie ihre Augen vor Bewunderung glänzten. Und ich wusste, wem ihre Blicke galten. Sie sah Ebenezer an. Ebenezer! Mir wurde himmelangst. Auf der Stelle. Wie per Knopfdruck in meinem Kopf ausgelöst. Das war schlimmer – viel, viel schlimmer – als der Abend in der Schuldisco!

Ich wollte sie anschreien, über die ganze erste Reihe hinweg, damit sie aufhört. Was wollte sie bloß mit Ebenezer? Hatte sie das Gerede über ihn denn nicht mitgekriegt? Jeder kannte die Geschichten über ihn. Die verbreiteten sich doch in der Schule wie Lauffeuer, auch wenn Ebenezer gar nicht oft zur Schule kam. Wenn überhaupt, dann verbrachte er die meiste Zeit des Tages draußen unter den Bäumen am Fußballplatz. Bestimmt, ganz bestimmt war doch meine Schwester nicht so töricht, auch wenn er groß gewachsen war und verdammt gut aussah, mit seinem goldenen Ohrring und der Kette um den Hals? So leicht würde sie sich doch nicht täuschen lassen?

Miss Diko sprach noch immer über die Sängerin. In meiner Panik erreichten mich ihre Worte nur undeutlich, gedämpft wie durch einen Dunstschleier.

»Ja, Leute, Anneline Malebo hatte den Mut, ganz Südafrika im Fernsehen zu sagen, dass sie HIV-positiv war. Dass sie vergewaltigt und infiziert worden war.« Jetzt standen Miss Diko Tränen in den Augen. Sie wischte sie mit ihrem rosa Ärmel weg. Und durch meine Panik hindurch fragte ich mich, ob diese Miss Malebo mit Miss Diko irgendwie verwandt war, weil sie ja auch aus Kapstadt kam.

»Damals war die Krankheit bei ihr voll ausgebrochen. Und sie zeigte dem ganzen Land, wie Aids aussieht, wenn es vollständig ausgebrochen ist. Das Sprechen fiel ihr schwer, weil ihr Mund wund war. Und wenn sie sprach, klang das manchmal wirr, weil die Krankheit auch ihr Gehirn angegriffen hatte. Aber sie ließ es die Leute sehen, sie verbarg nichts. Sie offenbarte ihren Zustand vor den Augen des ganzen Landes. Wieviel Mut muss sie das gekostet haben! »Und wer weiß, Leute? Vielleicht haben sich ja heute junge Männer und Frauen ihretwegen nicht infiziert, weil sie gewarnt wurden. Einfach weil diese Frau so mutig war und so selbstlos, obwohl sie selbst so schrecklich gelitten hat.«

Ich nickte wieder. Ich weiß, wie schrecklich Leute leiden, die Aids haben. Ich weiß es nur zu gut. Aber nicht die schreckliche Ver-

gangenheit war der Grund, weshalb mein Herz so schmerzhaft schlug; es war die Angst vor der Gegenwart. Meine Schwester schielte noch immer aufgeregt und verstohlen zu Ebenezer.
Jetzt erreichte mich Miss Dikos Stimme wieder. »Dieses Jahr ist sie gestorben, Leute, im August. Aber sie hat uns dieses schöne Lied hinterlassen. Es ist schon seltsam, dass die Worte uns von der Krankheit zu erzählen scheinen, obwohl sie geschrieben wurden, lange bevor Aids ganz Afrika heimgesucht hat. Also lasst es uns noch einmal singen. Damit auch jedes Wort wirklich deutlich rüberkommt. Bist du soweit, Ebenezer?«
Und einmal mehr wies Ebenezer uns mit seiner tiefen Bassstimme den Weg in dieses Lied.

Come with me down Paradise Road …

Zugegeben, seine Stimme war wunderbar, dunkel und gruselig wie eine Gruft. Wenn er sang, konnte man denken, alle Geschichten über ihn seien reine Erfindung. Schlicht unmöglich. Der übrige Chor stimmte ein und erfüllte die Luft um mich herum mit seinem kraftvollen, harmonischen Gesang. Ich bin gern im Chor, bin gerne Teil dieses überwältigenden Klangs. Wenn wir singen, verfliegen meine Ängste und meine Sorgen wie belanglose Träume, die mir nichts anhaben können.
»Es wird alles gut«, sagte ich mir, während ich so in der ersten Reihe stand. Dafür sorge ich schon. Ich bleibe einfach ganz dicht bei Precious, damit wir nachher zusammen nach Hause gehen können. So ist sie in Sicherheit, und ich brauche mir keine Sorgen zu machen. Ich darf einfach nicht mehr so stark überreagieren!«
Jetzt war mir wohler. Jetzt konnte ich mich auf das Lied konzentrieren. Miss Diko hatte ja Recht: es schien direkt von Aids zu handeln, von dem Schmerz und dem Leid, das die Krankheit so vielen Menschen in unserem Land beschert hatte.

There's a woman waiting, weeping
And a young man nearly beaten
All for love
Paradise was almost closing down …

Nun erschien die Lefafa wieder, stellte sich neben Miss Diko, während wir die letzten Takte sangen. Die Lefafa ist sehr groß und kräftig, sie schaut streng drein und lächelt nie. Precious sagt, wenn ich mir weiter so viele Sorgen mache, statt das Leben endlich zu genießen, sehe ich eines Tages genau so aus wie die Lefafa. Die Lefafa, in ihrem langweilig dunkelgrünen Kleid, hatte ihre mächtigen Arme über ihrem mächtigen Bauch gekreuzt. Ihre Lippen waren vor Ungeduld fest zusammengepresst, sie schien völlig ungerührt, als könne die schöne Melodie überhaupt nicht zu ihr durchdringen. Aber *Paradise Road* war ja auch so ganz anders als die Lieder, die sie uns für das Festival beibrachte: *Gloria* und *Mangwane* und *Where e'er you walk.*

Ich betrachtete die beiden Chorleiterinnen, wie sie da nebeneinander standen, während wir den letzten Refrain sangen, von Miss Dikos Fingern spielerisch dirigiert. Da schoss es mir durch den Kopf: War die Lefafa etwa neidisch? Neidisch auf Miss Diko, mit der uns das Üben so leicht fiel und ganz ohne Stress ging? Neidisch, weil Miss Diko uns so schöne Töne entlocken konnte, ohne uns anzuschreien oder uns zu demütigen? Dabei hatte sich Miss Diko so für die Lefafa eingesetzt und ihr auch bei deren Liedern fürs Festival geholfen. Stundenlang hatte sie mit uns Altisten geprobt, bis wir den mittleren Teil des *Gloria* endlich perfekt konnten.

»Ihr moduliert, Leute«, hatte Miss Diko uns erklärt. »Stellt euch einfach vor, ihr spaziert von eurem Weg ab, kommt aber bald wieder zurück. So macht euer kleiner Spaziergang Spaß.« Und als wir

das *Gloria* das nächste Mal sangen, konnte die Lefafa nicht anders, sie musste lächeln. Sie strahlte. Weil die Altisten tonrein sangen.
Im Moment aber strahlte die Lefafa ganz und gar nicht.
»Das reicht jetzt, Thozama. Jetzt ist es Zeit für Kekse und Oros. Die Eltern erwarten ihre Kinder vor zehn Uhr zuhause.«
Schnatternd und lachend steuerte der ganze Chor jetzt auf die Tische mit den Kaltgetränken zu. Ich wich meiner Schwester Precious und ihren Freundinnen nicht mehr von der Seite, obwohl ich ihrem hübschen Gesicht ansah, wie genervt sie war. Ich blieb auch dicht bei ihr, als Neo mich zu sich und Monty rief.
»Geh doch rüber und quatsch mit deiner fetten Freundin und deinem blöden Freund, statt uns hier auf der Pelle zu hängen«, fauchte Precious mich an.
Nur zu gerne wäre ich zu Monty gegangen, trotz des Vorfalls neulich bei der Schuldisco. Monty ist ein ganz besonderer Mensch, für mich zumindest. Er ist fast immer witzig und gut drauf, strahlt immer. Wenn ich mit ihm zusammen bin, kommt mir die Welt irgendwie einfacher, leichter vor.
Neo findet, wir passen perfekt zusammen.
»Ihr zwei seid einfach füreinander gemacht, Gaone«, sagt sie oft. »Er hebt deine Laune, du bremst sein Temperament. Gib's zu, manchmal muss man ihn bremsen!«
Monty lächelte mir gerade zu, über den Tisch mit den Getränken hinweg. Er schaute mir direkt in die Augen und lächelte mich an. Das tat so gut. Ich war total erleichtert und schöpfte wieder Hoffnung. Die ganze letzte Woche, seit der Schuldisco neulich abends, war er mir ausgewichen. Er hatte weggeschaut, wenn ich in den Korridoren oder am Spielplatz an ihm vorbeikam; so getan, als sei ich Luft für ihn. Ich machte ihm keinen Vorwurf. Er hatte ja allen Grund, sich zurückgestoßen und verletzt zu fühlen, er hat-

te allen Grund zu glauben, er sei mir völlig egal. Natürlich war er mir nicht egal. Ich mochte ihn immer noch sehr, obwohl an dem Abend einiges schief gelaufen war zwischen uns.

Aber wie hätte ich ihm das erklären sollen? Ich verstand ja selbst kaum, was da passiert war. Umso schöner war es jetzt ihn lächeln zu sehen, als sei alles vergeben und vergessen.

»Na, was ist, Gaone?«, rief er. »Wirst du eingebildet, seit du in der ersten Reihe singst? Bist wohl was Besseres als wir auf den hinteren Plätzen?«

Er zog mich auf und ich musste lachen. Monty konnte mich immer zum Lachen bringen. Trotzdem wich ich meiner Schwester nicht von der Seite, ich stand Wache.

Am anderen Ende der Halle lehnte Ebenezer an der Wand, mit seinem Kumpel TP, der auch Bass singt. Es schüttelt mich jedes Mal, wenn ich ihn sehe, diesen Ebenezer. Schon seit ich ihn kenne. Im Moment schaute er mit seinem Schlafzimmerblick genau dorthin, wo meine Schwester und ihre Freundinnen standen, und sein goldener Ohrring blitzte im Neonlicht. Ein leicht spöttisches Lächeln lag auf seinen vollen Lippen.

Aber dann fiel mir auf, dass er gar nicht mit Precious Blickkontakt suchte. Er war auf Sannah aus, unsere beste Sopranistin. Ich sah die heimliche Aufregung in ihren Augen, als sie seinen Blick schüchtern erwiderte. War sie wahnsinnig? Was um alles in der Welt war bloß in sie gefahren? Aber ich muss es zugeben: ich spürte sofort, wie mir durch und durch warm wurde vor Erleichterung. Die Sorge um meine Schwester war also doch unbegründet. Ebenezer hatte es eindeutig auf Sannah abgesehen. In seinen Augen schien Precious nicht zu existieren. Und das war genau in meinem Sinne!

Ich war frei! Da war er, dieser tolle Moment, in dem die Panik verfliegt und dir klar wird, dass du total falsch gelegen, dir völlig umsonst Sorgen gemacht hast. Ja, meine Schwester war in Sicherheit, deshalb war ich jetzt frei! Ich ging rüber zu Neo und Monty. Ich stellte mich ganz dicht neben ihn, so dicht, dass mein Arm seinen berührte. Und er wandte sich nicht ab. Er zog seinen Arm nicht weg. Er lehnte sich sogar noch dichter an mich, und sein ganzer Arm berührte meine Haut bis sie kribbelte. Mitten im grellen Neonlicht.

Neo hat das mitgekriegt. Ich bin sicher, dass sie's bemerkt hat. Aber sie hat einfach weiter gequasselt, als sei alles total normal und nicht anders als sonst auch.

»Ich sag euch, warum ich mich nicht auf die Probe am Montag freue. Die Lefafa schreit uns bestimmt wieder an und macht uns wahnsinnig mit ihrem *Gloria*. Und daran bist du schuld, Monty. Du und die anderen Tenöre. Ihr trefft die Töne immer noch nicht. Und euretwegen müssen wir alle leiden!«

Monty grinste, ich spürte seinen Arm noch immer ganz dicht an meinem. »Vergiss die Lefafa und ihr Festival. Wir freuen uns einfach auf den Welt-Aids-Tag. Dafür sind wir doch total perfekt. Zumindest das können wir doch ganz ohne Stress genießen.«

Aber Monty irrte sich. Der Welt-Aids-Tag war kein Genuss. Der Welt-Aids-Tag wurde zum herzzerreißendsten, schmerzlichsten Erlebnis. Sogar heute fällt es mir noch schwer, mich auf alles zu konzentrieren, was an dem Tag passiert ist. Noch immer kann ein Schock oder Angst die Tage und Wochen von damals in mir wachrufen und sie durcheinander wirbeln. Wie die Termine auf den Plakaten meiner Tante, die sich dann wild überschlagen und über den Müllplatz trudeln, bis zum rostigen Metall der Bahnschienen.

Deshalb erinnere ich mich lieber an eine andere Chorprobe, auch auf dieser Bühne, auch in dieser Sporthalle. Allerdings mit einem Unterschied: die Lefafa probt mit uns. Und bei ihr geht es nicht so freundlich zu.

3

Montag, 9. Dezember »Ruhe jetzt, Kinder! Mpho, steh gerade! Und Precious, hör auf, an deinen Haaren rumzufummeln. Nur noch fünf Tage bis zum Festival! Nur fünf Tage noch! Wir dürfen jetzt an nichts Anderes mehr denken. An nichts Anderes, versteht ihr mich? Jetzt ist allein dieses Festival wichtig. Nur so können wir gewinnen.«

An jenem Montagabend auf der Bühne in der Sporthalle stand ich bei der Probe wieder an meinem Platz in der zweiten Altreihe. Und ich traute meinen Ohren nicht. Ich starrte der Lefafa ins Gesicht, in ihr strenges, breites Gesicht unter ihrem türkisen Turban. Wie konnte das sein? Sie würde uns doch sicher erst um eine Schweigeminute bitten, um unserer verstorbenen zweiten Chorleiterin zu gedenken? Es müsste ihr doch ein Bedürfnis sein, ein paar freundliche, wohlwollende Worte über Miss Diko zu sagen? Heute, an unserer ersten Chorprobe seit dem Mord! Nur drei Tage, nachdem jemand Miss Dikos Leben so gewaltsam ausgelöscht hatte!

Ganz sicher!

Wie könnte es anders sein?

Nichts dergleichen.

»Ihr Soprane, macht euch für die hohen Töne bereit. Die kommen sehr schnell, hört ihr? Und ihr Tenöre konzentriert euch. Wieso kriegen nur die Altisten ihre Töne richtig hin? Warum beherrschen allein die Altisten ihr *Gloria* perfekt?«

Ich hätte es ihr erklären können. Die Altisten konnten ihre Noten, weil Miss Diko viel Zeit mit uns verbracht und uns so lange geholfen hatte, bis sie saßen. Auch die Lefafa wusste das. Aber nicht mal jetzt erwähnte sie Miss Diko lobend. Stattdessen hob sie ihre großen Hände, und das *Gloria* konnte kraftvoll vierstimmig beginnen.

Die Luft um mich herum war angefüllt mit Tönen. Aber heute Abend lag kein Zauber in der Musik. Heute fühlten sich die Klänge schwer an, wie scharfkantige Steine. Die Lefafa sah ich nur verschwommen, als türkisen Nebel und weit weg. In Gedanken tauchte Miss Dikos aufgeplatzter Koffer vor mir auf und ihre schönen Kleider, im Dreck verstreut.

Ich war so traurig, dass ich das Gefühl hatte, mein Brustkorb sei eine Wüste und mein Hals mit Sand verstopft. Das ganze Wochenende über fühlte ich mich so, konnte nicht weinen, nicht trauern, auch in den dunkelsten, schlaflosen Stunden nicht.

In excelsis, in excelsis,
In excelsis Deo …

An der hinteren Hallenwand lehnte, nachlässig aufgerollt, das Transparent, das meine Tante für den Aids-Tag gemalt hatte. Durch die Stofffalten hindurch konnte man die grellroten Buchstaben erkennen. Jetzt packte mich auch noch der fürchterliche Horror dieses Tages. Ich bewegte nur noch die Lippen, sang kaum noch richtig mit.

Halle-, Hallelu-u-jah …

Die Lefafa brach das Lied ab, mitten im Hallelujah.

»So geht das doch nicht! Das klingt doch überhaupt nicht. Ihr Tenöre, was ist los mit euch? Muss ich euch alle Noten neu beibringen, noch mal ganz von vorn anfangen? Fünf Tage vor diesem wichtigen Festival?«

Sie schickte alle anderen von der Bühne und mühte sich allein mit den Tenören ab. Wir schlenderten ans Ende der Halle: Sopranisten, Altisten, Bassisten und bemühten uns, leise aufzutreten und nur zu flüstern. Ich beobachtete Monty. Er stand auf der Bühne in der letzten Reihe der Tenöre. Ich musste schmunzeln: Monty war sogar noch lustiger, noch ulkiger, wenn er sich Mühe gab ernst zu sein.

Er starrte die Lefafa an, als gäbe es nichts und niemanden sonst auf der Welt. Er hatte die Augenbrauen weit hoch gezogen. Es sah aus, als formten sie zwei Berge auf seiner Stirn. Die meisten Leute runzeln die Stirn, wenn sie ernst sind oder sich konzentrieren. Deren Brauen rutschen dann aber nach unten und bilden ein V. Nicht bei Monty! Nein! Wenn er sich doll konzentriert, wenn er seine ernsteste Miene aufsetzt, dann verziehen sich seine Brauen wohl nach oben. Ich glaube, das war mir auch zuallererst an ihm aufgefallen, damals, als er nach Meriting kam und in seinem nagelneuen Blazer im Schulkorridor stand.

»Kannst du mir helfen?«, hatte er gefragt.

Ich war gerade auf dem Weg zum Lehrerzimmer, weil ich was ausrichten sollte. »Kannst du mir Mrs. Lecoges Klasse zeigen?« Genau in diesem Moment musste ich über seinen komischen Gesichtsausdruck schmunzeln, über die Art, wie seine Augenbrauen nach oben gingen. Seltsam, ich hätte damals nie gedacht, dass er mal ein so wichtiger Mensch in meinem Leben werden würde. Aber ich lächelte, und das tat gut.

Und hier in der Sporthalle, während ich der Lefafa und den Tenören dabei zusah, wie sie sich durch den mittleren Teil des Liedes mühten, lächelte ich wieder und fühlte mich wohl. Auch wenn um mich herum geflüstert, gezischelt und getuschelt wurde. Es ging natürlich um den Mord.

»Ja, heute! Sag ich doch. Die Polizei hat ihn heut Morgen abgeholt. Ja, Mr. Daniel Lefafa. Kein Wunder, dass die Lefafa sie mit keinem Wort erwähnt. Stell dir vor! Sie muss ja verrückt werden vor Sorge um ihren festgenommenen Sohn. Du weißt ja wie sie ist, wenn's um ihren Sohn geht.«

»Nein, ich glaub trotzdem nicht, dass es der Lefafa war. Überlegt doch mal. Ihr wisst doch, wie gelassen er im Unterricht ist, auch wenn wir was nicht kapieren. Er wird nie wütend und fängt auch nie an zu schreien. Ganz im Gegensatz zu seiner Mutter. Also glaub ich nicht, dass er's war. Ich kann einfach nicht glauben, dass er einen Stein nehmen und jemanden damit erschlagen würde, erst recht keine Frauen. Und Miss Diko schon gar nicht. Er war doch verrückt nach ihr.«

Jetzt mischte sich meine Freundin Neo ein, die Augen weit aufgerissen. Ich mag Neo ja sehr, aber ich muss sagen, sie tratscht gerne. Sehr gerne! »Also ich sag euch, ich würde ihm ja keinen Vorwurf machen. Nicht nach allem, was die Diko am Welt-Aids-Tag gesagt hat. Das muss ihm doch total peinlich gewesen sein. Stellt euch das doch mal vor! Stellt euch vor, eure Freundin steht vor all den Leuten und sagt solche Sachen, sagt euren Namen ins Mikrofon! Ich würde ihm überhaupt keinen Vorwurf machen!«

»Niemals! Niemals war er das! Wartet nur ab. Die Polizei lässt ihn bald wieder frei, darauf wett ich mit euch. Außerdem müssen sie noch den Mann mit dem rasierten Schädel finden, den aus dem Shebeen. Und ich wette mit euch, die Isaacs verhören sie bestimmt auch noch. Dieser Aidstags-Kram hat ihr überhaupt nicht gepasst. Sie war total wütend und meinte, mit ihrem Unsinn vergrault Miss Diko ihr die Mieter. Und eines wisst ihr ja, mit dem Geld, das die Isaacs hat, kann sie sich Gangster leisten, die alles für sie machen. Das wisst ihr doch!«

Ich kehrte dem ganzen Getratsche den Rücken. Ich wollte nichts davon hören, wollte mich auch nicht dran beteiligen. Drüben am anderen Ende der Halle stand Ebenezer allein an der feuerfesten Glastür und starrte in die Nacht hinaus. Wenigstens war er weit genug weg von meiner Schwester. Wenigstens schaute er nicht sie an mit seinem Schlafzimmerblick. Hinter mir ging der Tratsch endlos weiter, und auf der Bühne hatten die Tenöre und die Lefafa ihre Mühe mit dem *Gloria*.

»Der Ton ist falsch. Hört ihr Kinder denn nicht, dass das der falsche Ton ist? Warum singt denn die Hälfte von euch an der Stelle *la*?«

Jetzt gab Refilwe ihre Meinung zum Besten. »Vergesst die Isaacs! Vergesst den Kahlkopf. Ich weiß, wer's war, ich sag's euch! Es waren die Bo Mma Zwillinge. Ich hab gehört, wie Miss Diko sie letzte Woche in der Schule beleidigt hat. Ich hab gehört, wie sie zu ihnen gesagt hat, der Klassenraum ist schmutzig, und wie sie sie gefragt hat, warum sie nicht saubermachen, wenn sie doch fürs Saubermachen bezahlt werden. Warum ihnen die armen Kinder egal sind, die an so schmutzigen Tischen sitzen müssen und dabei noch lernen und ihre Bücher sauber halten sollen? Ja, ohne Witz! So hat sie mit den Bo Mma Zwillingen geredet. Und ihr wisst ja, was mit Leuten passiert, die die Bo Mma Zwillinge beleidigen! Nicht mal unser Direktor hätte den Mut, sie derart zu beleidigen und so mit ihnen umzuspringen!«

Als Refilwe kurz innehielt um Luft zu holen, klinkte Precious' Freundin Mpho sich ein. »Also, wenn's die Zwillinge waren, wird die Polizei schwerlich Beweise finden. Die beiden hinterlassen doch nirgends Fingerabdrücke, oder? Und Fußabdrücke auch nicht.«

»Pssst!« Das kam von Precious. Ich war froh, dass meine Schwester nicht nur Ebenezer im Kopf hatte. »Seid doch still! Hört mir bloß auf mit den Zwillingen. Ich krieg' ja schon Angst, wenn ich nur an sie denke. Diese Augen! Die müssten mich bloß ansehen und ich würde in Ohnmacht fallen.«

Endlich war die Lefafa zufrieden mit den Tenören. Sie rief uns alle wieder auf die Bühne, zurück in Reih und Glied. »So, Kinder. Für heute Abend lassen wir's gut sein mit dem *Gloria*. Versuchen wir's mit *Mangwane*. Wenigstens hier beherrscht ihr alle Töne. Hier achtet ihr stattdessen auf eure Bewegungen.«

Das *Mangwane* begann mit den Sopranen, mit ihren hellen, fröhlichen Stimmen.

Da stand Precious in der ersten Reihe der Sopranisten und bewegte sich, als sei sie eins mit der Musik. Meine Schwester bewegt sich sehr elegant. Das konnte sie schon immer. Trotzdem schaute sie, immer wenn sie sich nach rechts wiegte, kurz und verstohlen zu den Bassisten hoch, zu Ebenezer.

Sie konnte es also doch nicht lassen. Nach unserem heftigen Streit und trotz meiner vielen Gespräche mit ihr fand sie ihn also immer noch attraktiv. Ich machte mir was vor, wenn ich glauben wollte, dass dieser Unsinn überstanden war! Nicht mal die Tatsache, dass Sannah nicht mehr da war, schien meine Schwester zur Vernunft zu bringen.

Seit der letzten Chorprobe für den Aids-Tag vor zwei Wochen mit Miss Diko war Sannah nicht wiedergekommen. An dem Abend war sie zusammen mit Ebenezer in die Nacht von Meriting hinausgegangen. Ich weiß es. Ich hab' sie zusammen weggehen sehen. Damals hatten wir Sannah zum letzen Mal gesehen. Auch zur letzten Schulwoche war sie nicht mehr gekommen, obwohl die letzte Woche doch so viel Spaß macht, mit Partys und Getobe durch die Klassen, weil die Lehrer viel zu sehr mit den Stundenplänen fürs nächste Jahr beschäftigt sind, und sich um uns gar nicht mehr kümmern. Aber Sannah war nicht mehr dabei. Und trotzdem lins-

te Precious zwischen ihren neuen Zöpfen hindurch ständig zu Ebenezer hoch!
Ich versuchte ihre Aufmerksamkeit auf mich zu lenken, kam dabei völlig aus dem Takt und merkte gar nicht, dass die Lefafa in meine Richtung sah.
»Nomsa!«, schrie sie, und um mich herum war plötzlich kein Ton mehr zu hören.
Sie, die Lefafa, nannte mich oft beim falschen Namen. Ich hatte es aufgegeben, sie daran zu erinnern, dass ich Gaone hieß; dass Nomsa schon im August aus dem Chor ausgetreten war; dass Nomsa ein gutes Stück größer und auch älter war als ich. Wozu? Die Lefafa nannte mich eh weiter ›Nomsa‹.
Miss Diko hat meinen Namen nie verwechselt. Nie, auch nicht in ihrer Anfangszeit als Chorassistentin. Durch die plötzliche Stille hindurch konnte ich ihre schöne weiche Stimme noch hören. »Gaone, meine Liebe, ich will dich hier in der ersten Reihe.«
Einen finsteren Blick warf mir die Lefafa noch zu, dann hob sie wieder die Hände. Ich konnte mich trotzdem nicht konzentrieren. Die Musik schien mir immer noch weit weg, sie berührte mich überhaupt nicht. Ich hatte nur meine Sorgen um Precious im Kopf, meine Gedanken kreisten allein um sie, drehten und drehten sich wie das Karussell unten am Taxistand. Hatte sie denn gar nichts begriffen? Kapierte sie's denn nicht? Hatte sie sich noch nie gefragt, warum Sannah nicht mehr zur Chorprobe kam? Oder warum Sannah am Welt-Aids-Tag nicht mit uns gesungen hatte, obwohl sie *Paradise Road* für das beste Lied hielt, das wir je gesungen haben?
Aber nein, meiner Schwester ging das wohl nicht in den Kopf! Und für mich würde der heutige Abend genauso verlaufen wie alle anderen Probenabende auch. Statt mich mit Neo zu amüsieren oder ganz dicht neben Monty zu stehen, würde ich meiner Schwester

auf den Fersen bleiben und aufpassen, dass sie nicht mit Ebenezer hinaus in die dunkle Nacht verschwand.
Manchmal wird mir ganz schlecht vor Angst, ich sorge mich zu Tode um Precious. Vor allem, weil sie selbst so völlig sorglos scheint. Sie denkt, das Leben ist gut und einfach, und man kann aller Welt trauen, weil alle Leute anständig sind. Sie sieht nirgends Gefahren lauern. Deshalb muss ich mich immer zwischen sie und die Katastrophe stellen.
Das hab ich jedenfalls meiner Mutter versprochen, damals, an jenem dunklen Tag in Klipdrift. Ich stand an ihrem Bett, es roch überall ganz schrecklich nach Krankheit, nach Sterben und nach Dettol. Meine Mutter war damals so krank, dass sie nicht mal mehr meinen Namen sagen konnte, wegen der vielen schmerzhaften Entzündungen im Mund. Aber sie kämpfte gegen den Schmerz an und hinterließ mir ihre letzten Worte: »Kümmer' du dich um Precious. Sie ist so winzig. Bitte. Du bist die Vernünftige von euch beiden. Sieh zu, dass ihr nichts passiert. Versprich mir das!«
Und ich hab es ihr versprochen, obwohl ich lieber geschrieen hätte und im Stillen flehte: Bitte Mama, du darfst nicht sterben. Ich bin doch auch noch klein, und ich hab Angst. Was soll ich denn machen, wenn du stirbst?
Aber ich bemühte mich vernünftig zu sein, so gut ich konnte. Ich nahm ihre Hand, dünn wie ein Bündel dürrer Zweige. Und ich sagte: »Ich versprech's dir.«
Unsere Chorprobe war gleich zu Ende. Die Lefafa sah unter ihrem türkisen Turban jetzt ein bisschen zufriedener aus. »Die Leute in Klipdrift werden schon sehen, was Chorgesang heißt! Der Jugendchor von Meriting kann nicht nur singen, er kann auch auftreten. Das zeigen wir ihnen!«
Zum Abschluss gab's noch Hinweise zu unserem Bus für Freitag. Der würde um Punkt halb vier auf dem Parkplatz sein. »Und ihr

seid pünktlich. Punkt halb vier. Wir warten auf niemanden, der zu spät kommt, hörst du, Refilwe? Und dass mir eure Uniformen auch sauber sind. Wie aus dem Ei gepellt. Hörst du, Tebogo?«

Plötzlich, als hätte ein Sturm mir den Kopf frei gepustet, wurde mir eines klar: Natürlich! Ab Freitag würden meine Sorgen um Precious ein Ende haben! Nach dem Festival am Freitag würde Ebenezer wieder zu seinen Eltern gehen, zurück in sein Dorf hoch oben im Norden. Und höchstwahrscheinlich käme er auch nie mehr zurück nach Meriting, nie wieder. Er war zu alt, um noch ein Jahr länger aufs Meriting-Gymnasium zu gehen, ganz bestimmt, auch falls er sein Abi nicht bestand. Also! Nur noch fünf angstvolle Abende, an denen ich meine Schwester nicht aus den Augen lassen durfte! Nur fünf Nächte noch, dann würde Ebenezer für immer von der Bildfläche verschwunden sein. Dann wäre die Gefahr vorüber und ich könnte endlich aufatmen!

Wieso war ich nicht früher drauf gekommen? Wieso dämmerte mir das erst jetzt? Wahrscheinlich, weil mir so viele andere Sachen durch den Kopf schwirrten; der Schreck über das, was am Welt-Aids-Tag passiert war, der fürchterliche Anblick auf dem Müllplatz bei den Gleisen, der wie mit glühend heißem Stahl in mein Gedächtnis gebrannt schien.

Aber jetzt hatte ich ein gutes Gefühl, und das verdankte ich diesem Sturm der Hoffnung und der Erleichterung. Fünf Nächte würde ich schon noch ertragen. Meiner Mutter zuliebe, meiner Schwester zuliebe, für die einzige Familie, die ich auf der Welt wirklich noch hatte.

»Nomsa!«, wieder rief die Lefafa mich beim falschen Namen. Ich verbesserte sie schon gar nicht mehr. »Nomsa, du bist doch ein vernünftiges Mädchen. Geh du zu Sannah. Ich weiß nicht, was mit dem Kind los ist. Sie war doch gern im Chor. Sie war doch immer

da, immer pünktlich. Geh zu ihr und sag ihr, dass ich sie hier brauche. Sie ist meine beste Sopranistin. Das ist sie uns schuldig.«
Als sie Sannahs Namen hörten, drehten sich viele Mädchen um, reckten die Hälse und sahen Ebenezer an. Der aber starrte nur vor sich hin, mit spöttischem Blick.
Wir standen am Tisch mit den Kaltgetränken. Die Lefafa hatte uns Schokokekse gekauft, weil das Festival so kurz bevorstand. Ich stand dicht bei meiner Schwester, auch wenn sie die Augen verdrehte und ungeduldig den Kopf schüttelte. Um mich herum redeten sie wieder über den Mord und die Tatverdächtigen, Gezischel im Einklang mit den sirrenden Neonlampen über uns.
»Ich sag euch doch, meine Mutter meint, die Lefafa selbst hat Miss Diko umgebracht. Oder vielleicht hat ihr Mann ihr dabei geholfen. Sagt jedenfalls meine Mutter. Sie wollte erst gar nicht, dass ich heut Abend zur Chorprobe komme. Sie wollte nicht, dass ich so dicht neben einer Mörderin stehe. Meine Mutter meint, die Lefafa ist neidisch, weil Miss Diko die bessere Chorleiterin war, weil wir mit *Paradise Road* das beste Lied hatten, das der Chor je gesungen hat. Deshalb hatte die Lefafa Angst, Miss Diko könnte den Chor übernehmen …«
Das sagte Boitshepo. Aber die anderen schnalzten bloß verächtlich mit der Zunge. Über Boitshepos Mutter wussten alle, dass sie nicht mehr allzu gut beieinander war, seit ihr Mann sich mit einem Mädchen in Boitshepos Alter aus dem Staub gemacht hatte. Außerdem wusste jeder, dass es nur einen einzigen Grund gab, aus dem Miss Diko ermordet worden war. Auch wenn niemand wusste, wer die Steine am Müllplatz aufgesammelt hatte, so wussten doch alle warum.
Die Lefafa kam zu mir. »Vergiss den Eintrag im Terminplan nicht, Nomsa. Und vergiss auch nicht, vor morgen Abend bei Sannah vorbeizuschauen.«

»Ich heiße Gaone, Mma«, sagte ich. Doch sie war schon wieder weg. Aber Monty lächelte mir zu. Und das tat gut. Monty schaffte es immer, mich aufzuheitern, trotz des Vorfalls bei der Schuldisco. Trotz der Schuldgefühle, die ich wegen Sannah hatte.
Ich hätte Sannah retten können, an dem Abend nach unserer letzten Chorprobe vor dem Aids-Tag. Ich war ja dort, hab vom Büro im Foyer aus zugesehen. Ich hätte sie aufhalten können...

4

Freitag, 29. November An diesem Novemberabend hab ich zugesehen, wie Sannah zusammen mit Ebenezer aus der Sporthalle ging. Und ich hab sie nicht daran gehindert. Ich hätte sie rufen können. Ich hab's nicht getan, trotz allem, was ich über Ebenezer wusste. Hätte sie denn überhaupt auf mich gehört? Das frag ich mich heute noch.

In der gleißend hellen Halle tranken die anderen Choristen ihre Oros und aßen Kekse. Miss Diko, mitten unter ihnen, trug ihre weiche rosa Bluse mit den weiten Ärmeln. Ich stand währenddessen in dem kleinen Büro im Foyer und schrieb die Chorprobe in Mr. Tahlas Terminplan. Diese Aufgabe hatte ich übernommen, als Nomsa aus dem Chor ausgetreten war. Mr. Tahla, Meritings reichster und angesehenster Bürger, hatte der Gemeinde die Sporthalle im Jahr 2000 gestiftet. Aber er wollte haarklein notiert wissen, wer die Halle wann nutzte. Verantwortlichkeit! Das war Mr. Tahlas Lieblingswort.

»Verantwortlichkeit bringt uns voran«, sagte er, wann immer man ihn bat, eine Rede zu halten. Und man bat ihn oft, Meritings reichsten und angesehensten Mann, der noch reicher war als Mrs. Isaacs und viel angesehener. Er hatte es nicht nötig, Gangster anzuheuern, wenn jemand ihn ärgerte oder ihm ein Geschäft verdarb.

Da stand ich also allein in dem kleinen Büro und schaute auf die Uhr über dem Regal. Total entspannt und gelassen. Alles war in Ordnung. Ebenezer schien allein Augen für Sannah zu haben, für meine Schwester interessierte er sich gar nicht. Also hatte ich allen Grund, entspannt und gelassen zu sein. Mir ging die schöne Melodie von Miss Dikos *Paradise Road* noch durch den Kopf.

Come with me down Paradise Road
Away from heartache
Without any pain

Miss Diko hat so Recht, dachte ich, während ich die genaue Uhrzeit eintrug. Der Text passte perfekt zum Aids-Tag. Und es tat gut, zu wissen, dass wir das Lied einer Frau sangen, die mutig genug gewesen war, ihren Zustand zu offenbaren, der Welt zu sagen, dass sie HIV-positiv war. Das muss dieser Anneline Malebo ungeheuer schwer gefallen sein, falls Kapstadt auch nur annähernd so war wie Meriting!

In Meriting würde kein Mensch es je wagen, so was zu sagen. Niemand würde das Risiko eingehen, jemandem anzuvertrauen, dass er HIV-positiv war. Nicht mal den engsten Freunden! In Meriting taten die meisten Leute so, als käme Aids nur anderswo vor, weit weg, in Großstädten, wo die Leute keine Moral haben und nicht in die Kirche gehen. Mit HIV infizierten sich nur Leute, die weder Respekt vor sich selbst noch vor ihren Ältesten hatten. In Meriting war die Klinik für HIV/Aids-Tests still und verlassen. Die diensthabende Schwester, Schwester Thebe, saß meistens draußen in der Sonne und strickte Sachen für ihre Enkel. Niemand wollte dabei gesehen werden, wie er durch das glänzende neue Tor ging; ebenfalls ein Geschenk von Mr. Tahla an die Gemeinde.

»*Paradise was almost closing down* …«, sang ich vor mich hin. Die Altstimme natürlich. Und dann hörte ich die Schwingtür aufgehen, die innere Glastür.

Zwei Gestalten traten in die halbdunkle Vorhalle, und ich wusste sofort, wer die beiden waren: Ebenezer, groß und muskulös in seiner Lederjacke und mit seinem funkelnden Ohrring; und an seiner Seite Sannah, unsere beste Sopranistin. Sie schaute zu ihm auf, als würden in diesem Augenblick all ihre kühnsten Träume wahr. Sogar dort im Halbdunkel konnte ich das sehen.

Und dann tat Ebenezer das Allerunverzeihlichste, was jemand überhaupt tun kann. Einfach widerlich; ich war total schockiert. Ebenezer legte Sannah den Arm um die Schulter und sang für sie! Er sang seine erste Zeile aus Miss Dikos Lied für den Welt-Aids-Tag.

Come with me down Paradise Road ...

Ja, seine Stimme war toll, so tief und wunderschön, auch jetzt. Aber wie konnte er ein solches Lied derart missbrauchen?

Eigentlich klang es auch kitschig, irgendwie lächerlich. Vielleicht, dachte ich, vielleicht muß Sannah ja kichern; dann denkt sie vielleicht eine Sekunde nach und kommt zur Besinnung. Aber nein. Auf ihrem Weg durch die Vorhalle starrte Sannah weiter zu ihm hoch. Jetzt hielt sie sich an seiner Lederjacke fest und ging ganz bereitwillig mit ihm. Sie schien tatsächlich zu glauben, er würde sie schnurstracks ins Paradies führen.

War sie wahnsinnig? Bestimmt kannte sie doch die Geschichten über Ebenezer und seine Sugar-Mama? Und hatte sie Gertrude vergessen, unseren einzigen Mädchentenor? Vor wenigen Monaten erst war Gertrude zusammen mit Ebenezer von einer Chorprobe weggegangen. War mit ihm in die Nacht hinausgegangen. Seitdem war Gertrude wie verwandelt. In der Schule setzte sie sich nicht mehr zu ihren Freundinnen auf die Treppe vor dem Labor, schwatzte nicht mehr, lachte nicht mehr. Stattdessen saß sie allein am Zaun, wartete einfach auf das Signal zum Ende der Pause. Zu keiner einzigen Chorprobe kam sie mehr.

Ich stand jetzt im Foyer und schaute Sannah und Ebenezer nach, die über den asphaltierten Parklatz gingen, durch die Lichtkegel zwischen den Laternen. Dann bogen sie links ab und verschwanden hinter den hohen Bäumen. Was war bloß in sie gefahren? Hatte sie denn gar keine Ahnung, was sie da riskierte?
Aber trotz allem muss ich zugeben, dass ich in dem Moment total erleichtert war. Das muss ich ehrlich sagen. Wenigstens nicht meine Schwester! Das hieß zumindest, wenn Sannah jetzt mit Ebenezer da draußen im Dunklen war, war meine Schwester in Sicherheit. Ja, genau deshalb fühlte ich mich plötzlich so erleichtert. War es schlimm, dass ich so dachte? Eigentlich wollte ich immer ein guter, netter und fürsorglicher Mensch sein, aber manchmal zweifelte ich an mir.
Ich drehte mich zur Sporthalle um. Da stand meine Schwester und drückte ihre Nase an der gläsernen Schwingtür platt. Ich sah ihr an wie sie litt, wie ihr sogar das Herz brach. Sie kam zu mir, zupfte mich am Ärmel.
»Lass uns heimgehen. Bitte, Gaone! Ich hab keine Lust, auf Monty und die anderen zu warten. Ich will nur nach Hause. Jetzt gleich.«
Sie war den Tränen nahe, das hörte ich: Tränen der Eifersucht und der bitteren Enttäuschung, weil Ebenezer Sannah erwählt hatte und nicht sie. Da war ich mir sicher. Ich legte den Arm um meine geliebte Schwester.
»Alles, was du willst«, sagte ich und meinte es ernst, obwohl wir uns sonst immer zusammen mit Monty und seinen Freunden auf den Heimweg machen und unterwegs viel zu lachen haben. Aber ich war einverstanden. Mit Monty würden wir noch oft genug abends nach Hause gehen können. Heute Abend genügte es mir, dass Precious in Sicherheit war.
Auch wir gingen über den Parkplatz, durch die Lichtkegel unter den Laternen. Vorbei an Mr. Daniel Lefafa, der in seinem klei-

nen grünen Auto saß und auf seine Mutter wartete. Hoffte er vielleicht, dass er auch Miss Diko nach Hause fahren dürfte? Dass es aus war zwischen ihnen wusste mittlerweile die ganze Schule, wohl auch, weil meine Freundin Neo ein bisschen nachgeholfen hatte. Alle waren entsetzt.
»Aber die beiden passen doch so gut zusammen. Das perfekte Paar! Wie füreinander bestimmt.«
»Er hat geweint, hört ihr? Er stand weinend im Labor und hat gesagt: ›Warum, Thozie? Erklär mir nur warum. Noch letzte Woche lief doch alles so gut zwischen uns. Dann fährst du nach Klipdrift, kommst wieder, Thozi, und sagst mir, dass Schluss ist, einfach so.‹ Ja, dauernd hat er gefragt warum. Aber Miss Diko hat ihm einfach nicht geantwortet.«
»Das hab ich auch gehört. Meint ihr, sie hat in Klipdrift 'n anderen Mann kennen gelernt? Vielleicht ist das ja der Grund. Der arme Lefafa! Er tut mir so Leid.«
Da saß er, Mr. Daniel Lefafa, in seinem grünen Auto, und hoffte vielleicht, dass Miss Diko ihren Entschluss rückgängig gemacht hatte. Vielleicht hätte er heute Abend Glück und sein Wunsch würde in Erfüllung gehen. Hoffentlich. Er war einer der nettesten Lehrer am Gymnasium von Meriting. Nach Miss Diko natürlich.

Meine Schwester und ich bogen bei den hohen Bäumen rechts ab. Precious war immer noch zum Heulen zumute und es tat mir weh, sie so zu sehen. Ich versuchte ihr gut zuzureden, sie aufzuheitern.
»Überleg doch mal, Precious. Du kennst doch all die Geschichten über Ebenezer. Er ist nichts für dich. Ernsthaft. Und außerdem ist er zu alt. Du bist doch erst fünfzehn. Was willst du mit einem, der schon fast zwanzig ist?«
Aber Precious wollte nicht getröstet werden. »Alles Lügenge-

schichten«, konterte sie wütend. »Die Leute erfinden alles Mögliche über ihn, aus Neid. Vor allem deine fette Freundin Neo. Sie ist bloß neidisch, weil er super aussieht und so coole Klamotten anhat. Weil sie genau weiß, dass er sie nicht mal ansehen würde!«
Das war gemein von ihr. Precious wusste, wie eng ich mit Neo befreundet bin. Trotzdem suchte ich auf unserem Weg durch die dunklen Straßen immer noch nach einer Möglichkeit, meine Schwester zur Vernunft zu bringen.
»Ja schon, Precious. Aber woher hat er die coolen Klamotten denn? Die Lederjacke? Und den Goldohrring? Und die tolle Uhr? Seine Verwandten leben auf dem Land, in einem Dorf im Norden, das weißt du doch. Und du weißt auch, wer ihm all seine Sachen kauft. Du weißt es.«
Ich versuchte, ruhig und überzeugend zu klingen. Ich versuchte, mit sanfter Stimme zu sprechen. Warum ging ihr das nicht in den Kopf? Die meisten Geschichten über Ebenezer waren wahr, dessen war ich mir sicher. Ich hatte sie nicht nur von Neo gehört, sondern auch von anderen Schülern. Und von AEFG-Kollegen unserer Tante, die in seiner Nachbarschaft wohnten.
Tatsache war, dass Ebenezer eine Affäre mit einer Frau hatte, die Dorianna Molefe hieß. Sie war verheiratet, diese Dorianna Molefe. Aber ihr Mann war Lkw-Fahrer und viel unterwegs, fuhr nach Zimbabwe, Sambia und sogar noch weiter weg. In Meriting hält sich jeder für einen Experten in Sachen Lkw-Fahrer. Die haben den schlechtesten Ruf. Die Lkw-Fahrer haben Aids nach Südafrika gebracht, so heißt es in Meriting. Sie schlafen mit Frauen im Norden, in Ländern, in denen Aids weit verbreitet ist. Dann kommen sie mit leeren Lkw heim, ihr Blut dafür aber voll mit dem Virus. Und so verbreiten sie die Krankheit unter unseren Frauen und unseren unschuldigen jungen Leuten. So geht das Gerede.
Es ist unfair und falsch, ich weiß. Weil ich so viel darüber gelesen

habe, weiß ich, ganz so einfach ist die Sache nicht. Es gibt viele Gründe, weshalb sich HIV in Afrika so schnell ausbreitet und warum so viele Leute bei uns an Aids sterben. Aber die Leute in Meriting haben ihre eigene Sicht. Früher wohnte hier noch ein Lkw-Fahrer mit seiner Familie, direkt hinter dem Taxistand. Immer, wenn er besoffen in Mama Katses Shebeen saß, fing er an zu prahlen, mit wie vielen Frauen aus wie vielen Ländern er schon geschlafen hatte. Meine Tante und ihr AEFG haben ihn schließlich aus Meriting vertrieben. Er musste wegziehen, mitsamt seiner Frau und den zwei kleinen Kindern.

Darauf war meine Tante immer stolz. »Der AEFG schwingt nicht nur große Reden. Wir tun auch etwas. Taten sprechen lauter als Worte«, prahlte sie. Manches, was der AEFG tut, beunruhigt mich.

Ich glaube, dann hätte ich einfach still sein sollen, nur schweigend durch die nächtlichen Straßen neben ihr her gehen sollen. Ich hätte meiner Schwester Zeit geben müssen, sich ihre eigenen Gedanken zu machen. Aber ich konnte einfach nicht anders. Ich hatte das Gefühl, wenn ich ihr jetzt nicht alles sage, ergibt sich nie wieder die Gelegenheit dazu. Manchmal fällt es mir schwer klare Worte zu finden, wenn ich mit ihr rede. Deshalb verdreht sie oft nur die Augen und wendet sich ab. Also musste ich die Chance jetzt nutzen um sie zu warnen, ich musste sicher sein, dass Precious verstand, was ich ihr sagen wollte.

»Precious, viele Leute haben ihn zu Mrs. Molefe ins Haus gehen sehen, spät abends, wenn ihr Mann nicht da ist. Und sie sagen, dass er erst am nächsten Morgen wieder geht. Viele Leute haben das gesehen. Und was, wenn ihr Mann, der Lkw-Fahrer, sie infiziert hat? Was, wenn sie auch Ebenezer angesteckt hat? Und jetzt schläft er mit anderen jungen Mädchen und trägt das Virus weiter und immer weiter. Er ist gefährlich, siehst du das denn nicht?

Kannst du nicht sehen, was hinter seinem schönen Gesicht und seiner Lederjacke steckt? Warum willst du dich in Gefahr bringen?«

Jetzt waren wir schon fast zu Hause, gingen am Müllplatz entlang. Er lag im Halbdunkel, schwach beleuchtet von einem mageren Mond. Ein Zug ratterte vorbei, unterwegs nach Norden Richtung Grenze, und tauchte die Büsche, in denen Abfall hing, ins Licht seines Frontscheinwerfers. Aus Mama Katses Shebeen dröhnte Musik. Meine Schwester, eben noch so bekümmert, wurde plötzlich wütend. Wütend auf mich natürlich. Das war oft so.

»Wie kannst du so schreckliche Sachen sagen? Bei dir kommt doch jeder schlecht weg, stimmt's, Gaone? Was glaubst du, wer du bist? Ständig erlaubst du dir, über andere zu urteilen. Alle sagen das. Sogar deine fette Freundin Neo sagt das. Immer verurteilst du die Leute und hast irgendwas an ihnen auszusetzen. Als ob du perfekt wärst!«

Was hätte ich darauf antworten sollen? Vielleicht hatte sie Recht, ich kritisiere andere Leute. Ja, das mochte stimmen. Aber es steckte doch keine böse Absicht dahinter.

»Was für ein Mensch bist du, andere Menschen zu verdächtigen, dass sie Aids haben? Schlimm, so was zu behaupten. Du hast überhaupt nicht das Recht ...«

Der ratternde Zug war jetzt kaum noch zu hören, sein Scheinwerfer schob sich durch die dunkle Wellblechhüttensiedlung jenseits von Meriting.

»Und was denkst du überhaupt von mir, von deiner eigenen Schwester? Glaubst du, ich ziehe mit jedem x-beliebigen Kerl deswegen los? Bloß weil ich ihn nett finde? Wie kannst du mich so beleidigen? Was für ein Mensch bin ich in deinen Augen?« Jetzt schrie Precious, sogar lauter als die Musik aus der Kneipe. Aus ihren schönen Augen sprühte Zorn.

Ich versuchte, sie zu beruhigen. Ich wollte ihr helfen, wieder klare Gedanken zu fassen. Die Schuldisco, das, was Precious in der Nacht damals getan hatte, erwähnte ich mit keinem Wort.

»Precious, ich will dich nicht beleidigen. Denk doch nur an Gertrude, ja? Sieh dir an, in welchem Zustand sie jetzt ist. Sie redet nicht mehr mit ihren Freundinnen. Sie kommt nicht mehr zur Chorprobe. Und woran liegt das, was meinst du?«

Aber Precious ließ sich nicht beruhigen. »Siehst du?« Sie blieb unter der Straßenlaterne stehen, direkt am Tor vorm Haus unserer Tante. Sie hielt mir ihren Zeigefinger dicht ans Gesicht.

»Siehst du? Schon wieder verurteilst du jemanden und denkst gleich das Schlimmste, ohne überhaupt zu wissen, was los ist. Gertrude hat sich nicht wegen Ebenezer so verändert. Das weiß ich genau! Ihr Bruder hat seinen Job verloren, obwohl er schwört, dass er nichts aus der Fabrik geklaut hat. Deswegen ist Gertrude so durcheinander und redet mit keinem mehr. Ihre ganze Familie ist durcheinander. Wie kannst du dir ein Urteil erlauben, wenn du nicht mal die Fakten genau kennst?«

Precious war jetzt enorm in Fahrt und sagte alles, was ihr in den Sinn kam, alles, nur um mich zu verletzen. Jetzt stand sie vor der Haustür und sah total hübsch aus, obwohl sie so in Rage war.

»Du brauchst auch nicht länger zu tun, wie ein unfehlbarer Unschuldsengel. Ich hab dich bei der Schuldisco gesehen. Ich hab gesehen, wie du dich mit deinem Monty aus der Halle geschlichen hast. Und erzähl mir bloß nicht, ihr wart nur zusammen draußen, um Limonade zu holen. Ich hab gesehen, wie du ihn angeschaut hast. Also hör endlich auf, so perfekt und unschuldig zu tun!«

Sie stürzte ins Haus und schlug mir die Tür vor der Nase zu. Ich lehnte mich draußen an die Mauer, versuchte zur Ruhe zu kommen, versuchte, die Erinnerung an die Schuldisco auszublenden. Ich blieb lange dort draußen und starrte in die Dunkelheit.

Drüben, auf der anderen Seite des Müllplatzes, dicht bei den Bahnschienen, glaubte ich die Zwillinge zu erkennen, aneinandergekauert wie lauernde Geier. Sie erscheinen oft zu seltsamen Zeiten an seltsamen Orten, die Bo Mma Zwillinge. Deshalb sagen die Leute hier, das sind nicht ihre wirklichen Körper; das sind bloß ihre Geistkörper. Ihre wirklichen Körper lassen sie zu Hause, unter ihren dunklen Bettdecken, in dem Häuschen, in dem sie zusammen wohnen.

Ich ging ins Haus.

Precious war in der Küche und plauderte zwanglos mit meiner Tante, als sei gar nichts gewesen. Das tut sie oft, wenn sie wütend auf mich ist. Sie kuschelt sich an meine Tante, damit ich mich ausgeschlossen und allein fühle. Ich weiß, unsere Tante hält Precious für ein entzückendes junges Mädchen, immer guter Dinge und unkompliziert, ganz anders als ich.

Ich ging auch in die Küche und sagte meiner Tante artig guten Abend. Sie malte gerade ein AEFG-Transparent für Sonntag und hatte rote Farbe an den Händen. Alte Bettwäsche, rot beschmiert, lag ausgebreitet auf dem Küchentisch. Der AEFG organisierte die gesamte Gedenkfeier zum Aids-Tag. Neben der Küchenspüle stapelten sich blaue Programme. Ich starrte die Wörter auf dem Transparent an und als ich sah, was meine Tante schrieb, blieb mir fast die Luft weg. So ein lachhafter Spruch auf einem Transparent für den Welt-Aids-Tag! Hatten denn alle im AEFG den Verstand verloren? Ich schüttelte den Kopf, sagte aber keinen Ton.

Für Precious war ich Luft. Sie legte ihren Kopf an den Arm meiner Tante und fragte sie: »Soll ich einen Rand malen, Mama? Kerzen zum Beispiel, rote Schleifen rundrum, oder so?«

Ich hasse es, wenn Precious unsere Tante ›Mama‹ nennt, obwohl meine Tante das möchte. Sie erinnert uns oft daran, dass sie uns von der Straße geholt hat, uns mit Essen und Kleidung versorgt

und unser Schulgeld bezahlt hat und deshalb unsere Mutter ist. Das ist wohl wahr. Aber ich könnte sie nie ›Mama‹ nennen. Ich versuche jede Anrede zu vermeiden, so gut ich kann.
Wenigstens sah meine Schwester jetzt wieder fröhlich aus, und ihr schönes Lächeln war wieder da. Das Geschrei vor der Tür schien völlig vergessen, als wäre es nie passiert. Meine Schwester kann Ärger schnell vergessen. Ich nicht.
Ich sah mir das AEFG-Transparent nochmal an, das meine Tante da gemalt hatte.
MERITING MUSS AIDSFREI BLEIBEN stand da. Es sah genauso aus wie die Transparente für ihre Müllfeldzüge:
MERITING MUSS MÜLLFREI BLEIBEN.
So ein lächerlicher Slogan für den Welt-Aids-Tag! Der AEFG hatte wohl keinen blassen Schimmer, wofür der Welt-Aids-Tag stand? War meine Tante tatsächlich so ahnungslos?
Oder hatte ich bloß wieder was auszusetzen und sah alles nur negativ? Ich ging ins Schlafzimmer und blieb im Dunkeln sitzen, fragte mich, ob es Sannah gut ging und hatte ein schlechtes Gewissen, weil ich nicht hinter ihr her gerufen hatte, hüte dich vor Ebenezer.
Schuldig fühlte ich mich auch anderthalb Wochen später noch, als ich sie auf Anweisung der Lefafa besuchen ging, um sie zu bitten, wieder in den Chor zu kommen: Sie wurde für das Festival gebraucht.

5

Dienstag, 10. Dezember An diesem Dienstag vor dem Festival war ich unterwegs zu Sannah. Ich ging alleine, obwohl meine Freundin Neo mir angeboten hatte, mich zu begleiten.
»Schon gut, danke, Neo«, sagte ich. »Ich geh wohl besser allein, falls …« »Falls – was?«, hatte mich Neo mit großen Augen gefragt, aber ich hab ihr nicht geantwortet.
Als ich dann an einem kaputten Auto vorbeikam, wurde mir ganz mulmig. Das gebe ich zu. Ich hatte Angst vor dem, was mich bei Sannah zuhause erwarten würde. Also versuchte ich, mich zu beruhigen. Wahrscheinlich ist alles nur Einbildung, sagte ich mir, meine Aufregung und mein schlechtes Gewissen sind sicher ganz unbegründet. Sannah war zwar nicht wieder in der Schule gewesen, obwohl ihre elfte Klasse drei Tage lang gefeiert hatte, und Sannah doch eine echte Partytante ist.
Aber es konnte ja trotzdem sein, dass das nichts, rein gar nichts mit Ebenezer zu tun hatte. Precious hatte Recht: Ich rechnete immer mit dem Schlimmsten! Vielleicht hatte Sannah ja zuhause bleiben müssen, um ihre Geschwister zu hüten? Immerhin hatte sie drei jüngere Brüder, und ihre Mutter und ihre ältere Schwester arbeiteten oft Doppelschichten. Vielleicht gab es auch einen Trauerfall in der Familie, von dem wir nichts wussten.

Jetzt kam ich an Montys Haus vorbei und ging an den Erbsen entlang, die seine Mutter in hohen Reihen am Zaun gepflanzt hatte. Der kürzeste Weg zu Sannah führt einfach an Montys Haus vorbei. Jetzt rief er hinter mir her. Er hatte mich also gesehen. Im Grunde hatte ich damit ja gerechnet.

»Gaona, hallo! Gehst du Sannah besuchen, für die Lefafa? Soll ich mitkommen?«

Er sah zum Schießen aus, so über den Zaun gebeugt, sein Gesicht von Erbsen umrahmt, dass ich lachen musste. Aber ich schüttelte den Kopf. Falls Sannah etwas zugestoßen war, wäre Monty wohl besser nicht dabei. Seine lustige Art wäre dann keine Hilfe. Es gibt einen Bibelvers über ›eine Zeit zu lachen und eine Zeit zu weinen, Zeit zu tanzen und Zeit zu trauern‹. Um ehrlich zu sein, ich war mir nicht sicher, ob Monty den Unterschied kannte. Ich traute ihm hier nicht genug Feingefühl zu, egal wie sehr ich ihn mochte. Also rief ich:

»Keine gute Idee, Monty. Das wäre mir keine Hilfe, glaub ich. Wer weiß, in welchem Zustand Sannah ist.«

Ich hätte mich wohl vorsichtiger ausdrücken sollen. Ich sah ihm sofort an, dass er sich gekränkt fühlte, zurückgewiesen. Jetzt wandte er sich von mir ab, so wie er sich all die Tage nach der Schuldisco schon von mir abgewandt hatte.

Schweren Herzens bog ich in die Seventh Avenue ein und ging auf Sannahs Haus zu. Würde Monty mir vergeben können? Oder war jetzt endgültig alles aus zwischen uns? Das wäre nur schwer zu verkraften.

Sannahs kleine Brüder spielten draußen auf der Straße.

»Ist Sannah zuhause?«, fragte ich. Sie starrten mich kurz wortlos an und spielten dann weiter. Sannahs ältere Schwester Kelebogile machte mir auf. Sie war sichtlich aufgebracht: »Weißt du vielleicht, was los ist, Gaone? Weißt du, was meiner Schwester passiert ist?

War Mrs. Lefafa böse zu ihr? Oder hatte sie Streit mit Mädchen im Sopran? Oder hat sie einen Freund, der ihr Probleme macht? Sie ist in einem schrecklichen Zustand, seit sie neulich abends von der Chorprobe heimkam. Schlimm! Das geht jetzt schon seit fast zwei Wochen so! Und sie sagt mir kein Wort. Sie sitzt nur da und weint. Was hat sie bloß?«

Ich ging hinter Kelebogile her ins Haus und fühlte mich plötzlich ganz grauenhaft. Da, im dunklen Schlafzimmer, die Vorhänge zugezogen, kauerte Sannah auf ihrem Bett. Ich erkannte unsere beste Sopranistin kaum wieder. Ihr Gesicht war aufgedunsen vom vielen Weinen, ihre Augen geschwollen.

Sannah brachte mit großer Mühe ein Lächeln zustande. Sie tat ihr Bestes, um munter und fröhlich zu klingen, und ihre Schwester stand dabei und sah sie sorgenvoll an.

»Nett von dir, dass du vorbeikommst, Gaone. Wie läuft's denn mit den Proben fürs Festival? Hat sich die Lefafa endlich eingekriegt? Und Miss Diko – hilft sie noch aus oder ist sie schon wieder zuhause in Kapstadt? Sannahs Stimme war belegt und klang ganz unnatürlich.

Ich setzte mich zu ihr aufs Bett und nahm ihre Hand. »Miss Diko ist tot«, sagte ich ihr. »Jemand hat sie umgebracht, Freitagnacht.«

»Ermordet?« Ich sah ihr an, wie schockiert sie war, trotz ihrer Trauer. »Wie entsetzlich! Wer würde denn jemanden wie Miss Diko umbringen wollen?«

»Das weiß niemand«, entgegnete ich.

»Und warum?«

Ich runzelte kurz die Stirn. Dann fiel mir wieder ein, dass Sannah ja nicht auf der Veranstaltung zum Welt-Aids-Tag gewesen war. Sie hatte ja gar nicht gehört, was Miss Diko, über Lautsprecher verstärkt, ins Mikrofon gesagt hatte.

»Wer weiß«, seufzte ich und hatte noch immer das scheußliche

Geräusch vom Reißverschluss des Leichensacks im Ohr. »Zuerst hatte die Polizei Mr. Lefafa verhaftet, aber den mussten sie bald wieder freilassen. Dann haben sie ein paar Gangster aus der Zanzibar Avenue festgenommen. Aber auch die sind inzwischen wieder frei.«

Kelebogile ging jetzt aus dem Zimmer und sah mich flehend an, bevor sie die Tür hinter sich zuzog. Ich streichelte Sannahs Hand.

»Und du, Sannah? Was ist los? Was ist passiert? Die Lefafa will wissen, ob du zum Festival wiederkommst. Du weißt doch, ohne deine schöne Stimme sind wir verloren …«

Sannah brach in Tränen aus, hielt sich die Hände vors Gesicht. »Ich komme nie zurück, nie mehr. Ich will ihn nie wieder sehen. Niemals wieder!«

Ich legte meinen Arm um sie. »Was hat er denn getan, Sannah? Was hat Ebenezer dir getan? Hat er dir wehgetan? Hat er dich zu irgendwas gezwungen?«

»Viel schlimmer«, sagte sie heiser. »Hundertmal schlimmer. Ich weiß gar nicht, wie ich weiterleben soll. Am liebsten wär' ich tot, dann müsste ich nicht mehr dran denken.«

»Was, Sannah?« Sie tat mir so furchtbar Leid. Warum war sie bloß so verzweifelt? Hatte sie Sex gehabt mit Ebenezer? Und jetzt Angst, dass er sie infiziert hatte? Fielen ihr all die Geschichten über ihn und seine Sugar-Mama ein und über den Lkw-Fahrer, mit dem seine Sugar-Mama verheiratet war? Aber wie konnte ich sie nach solchen Dingen fragen? Wie sollte ich es auch nur wagen, die Krankheit offen anzusprechen?

»Und weißt du, was das Allerschlimmste war, Gaone? Das Aller-allerschlimmste? Er hat mir *Paradise Road* vorgesungen. Kannst du dir das vorstellen? Und ich war so dumm! Ich hielt mich für das glücklichste Mädchen der Welt. Ich dachte, es wird wie im Paradies. Und ich bedauerte all die anderen Mädchen im Chor, die diese Chance nicht hatten. Du weißt ja, wie schön ich das Lied fand, gleich als Miss Diko es uns beigebracht hat. Für mich war es das schönste Lied, das wir je gesungen haben.«

Jetzt flüsterte Sannah nur noch. »Aber es war nicht das Paradies, Gaone. Es war die Hölle! Und ich weiß nicht, wie ich weiterleben soll!«

Ich nahm sie in den Arm. »Warum sagst du's mir nicht, Sannah? Vielleicht fühlst du dich besser, wenn du drüber sprichst. Ich erzähl' es niemandem weiter, das versprech' ich dir.« Und das war ernst gemeint. Ich hatte schreckliche Gewissensbisse. Warum nur war ich damals nicht aus dem Büro im Foyer gestürmt und hatte hinter ihr her gerufen, in jener schwarzen Nacht? Warum war ich nicht raus auf den Parkplatz gerannt? Ich hätte sie am Arm packen und von Ebenezer wegreißen können – damals. Es war alles meine Schuld.

Sannah schüttelte heftig den Kopf. »Nein, ich kann's nicht laut sagen. Ich werde nie drüber sprechen können, mit niemandem. Es ist zu schlimm. Aber du musst deine Schwester warnen, Gaone. Ich weiß, sie findet ihn absolut cool, mit seiner Lederjacke und seinem Goldohrring. Aber sag du ihr von mir, sie muss sich von ihm fernhalten. Sonst bereut sie's bald. Sonst wird ihr das bald sehr, sehr Leid tun.«

»Kann ich irgendwas für dich tun, Sannah? Kann ich dir irgendwie helfen?«

Sannah schaute mich mit unsäglich traurigen Augen an. »Niemand kann mir jetzt helfen, Gaone. Für Hoffnung ist es zu spät.«

Ich verabschiedete mich von ihr. Ich umarmte sie und verließ das dunkle Zimmer. Ihre Schwester Kelebogile hatte vor der Tür gewartet.

»Und?«, fragte sie. »Was hat sie? Was hat sie gesagt? So kann das doch nicht weitergehen. Was soll ich denn bloß machen? Meiner

Mutter sag ich dauernd, es ist nichts Ernstes. Aber sie glaubt mir nicht mehr.«

»Ich weiß es nicht«, brachte ich mit Mühe heraus. »Mir hat sie auch nichts gesagt.«

Ich ging den langen Weg nach Hause, um nicht an Montys Haus und den Erbsen seiner Mutter vorbeizumüssen.

»Das hat Sannah gesagt, Precious. Genau das. Bleib weg von Ebenezer, oder du wirst es bitter bereuen.«

Inzwischen war ich wieder zuhause, mit meiner Schwester im Schlafzimmer. Aber Precious hörte mich kaum. Sie lächelte sich im Spiegel zu und probierte ihre neue Festivaluniform an. Ja, sie sah wirklich hübsch aus. Die Rüsche der cremefarbenen Bluse lag sanft um ihren eleganten Hals. Das tiefe Braun des Rocks schmiegte sich an ihre runden Hüften. Und meine Worte schienen völlig wirkungslos.

»Hörst du mir überhaupt zu, Precious?«, fragte ich ihr Spiegelbild.

Aber sie wollte Sannahs Warnung missverstehen. Absichtlich, das war klar. Ich sah ihre Augen funkeln, als sie ihre Zöpfe zurückwarf. »Sannah macht mir keine Angst! Sie hatte ihre Chance. Wenn Ebenezer sie nicht mehr will, hat sie noch lange keinen Grund mir zu drohen.«

»So hat sie das nicht gemeint, Precious. Das war keine Drohung. Es war eine Warnung. Sie hat geweint, Precious. Du hättest sie sehen sollen. In ihrem Zustand will ich dich niemals sehen.«

Jetzt sprühte sich meine Schwester einen Hauch Parfüm auf den Hals. Nun hing der süßliche Geruch in der Luft und verdrängte den ewigen Gestank nach Dettol. Bei uns roch es seit Tagen danach. Bis in den letzten Winkel war der Geruch gekrochen und schien sich für immer hier einnisten zu wollen. Auch jetzt war meine Tante im Bad und tauchte ihre verletzte Hand wieder in Dettol,

um die tiefe Fleischwunde zu behandeln, die sie sich mit ihrem Tranchiermesser selbst beigebracht hatte. Meine Schwester ignorierte mich, rief stattdessen:
»Mama, wie geht's deiner Hand heute? Heilt sie schon?«
Also, mir tat meine Tante ja nicht Leid wegen ihrer Wunde. Sie kam eben an unsere Zimmertür, die Hand frisch verbunden und das blaue Dreieck an die Brust geheftet. Sie lächelte dem Spiegelbild meiner Schwester zu und rückte den Rüschenkragen an ihrer Bluse zurecht.
»Ich bin auf dem Weg zur Versammlung«, sagte sie. Sie sprach hauptsächlich zu Precious. »Wir haben drängende Angelegenheiten zu besprechen, es wird also spät werden.«
Ich fragte mich: War wohl der Mord an einer jungen Lehrerin eine dieser drängenden Angelegenheiten? Oder gehörte Miss Dikos Tod schon der Vergangenheit an, war nichts weiter als ein kleines Missgeschick, das Meritings gute Bürger kaum berührte?
Ich starrte das Spiegelbild meiner Tante an. Ihr Gesicht kommt mir manchmal fremd vor, obwohl ich nun schon so viele Jahre bei ihr wohne.
Precious lächelte unsere Tante an, lieb und warm. »Wir sind ja bis gegen zehn bei der Chorprobe heut Abend, Mama. Mrs. Lefafa ist ganz nervös wegen des Festivals. Sie sagt, wir sind noch nicht so weit.«
Ich kann meiner Schwester nicht zum Vorwurf machen, dass sie unsere Tante ›Mama‹ nennt. Obwohl es mir lieber wäre, wenn sie's nicht täte. Aber ich kann sie verstehen. Precious war noch zu jung, um sich dran zu erinnern, wie unsere Mutter vor ihrer Krankheit war, wie lieb sie uns damals hatte und wie sie uns an sich gedrückt, in ihre starken, warmen Arme genommen hat und uns ganz was Besonderes nannte, ihre kleinen Engel, vom lieben Gott persönlich gesandt. Precious erinnert sich nur an eine Frau, die mit dem

Gesicht zur Wand im Bett lag, von Schmerzen geplagt, halb wahnsinnig, mit dunklen, spindeldürren Armen, in unserem Häuschen in Klipdrift. Deshalb fallen mir auch jedes Jahr die Fahrten nach Klipdrift zum Jugendchorfestival so schwer. Ich muss mich rüsten, muss meine Kräfte sammeln, damit ich nicht zusammenbreche, wenn uns der Bus in die Stadt und durch Klipdrifts Straßen fährt, die mir noch so vertraut sind.

Precious posierte vor ihrem Spiegel in ihrer Choruniform, sie vollführte eine Drehung und strich den Rock über ihren Hüften glatt. Sie steckte so voller Lebenslust, voller Lebensfreude. Jetzt lächelte sie mir im Spiegel zu, als hätte ich Sannah und ihre Warnungen mit keiner einzigen Silbe erwähnt.

»Was meinst du, Gaone? Ob die Lefafa uns den Luxusbus bestellt – du weißt schon, den mit den weichen Sitzen und den blauen Samtvorhängen? Wie letztes Jahr? Ich hoffe schon. Und du?«

Da umarmte ich sie. Ich nahm meine Schwester fest in die Arme, und ich schwor mir: Ich würde sie während dieser letzten paar Tage vor Ebenezer beschützen, bis das Festival vorbei war und er Meriting für immer verlassen hatte. Ich würde mich mit all meiner Kraft dafür einsetzen, dass diese strahlende Lebensfreude in ihrem Gesicht erhalten blieb. Um jeden Preis.

Unsere Tante rief von der Haustür aus. »Also dann, macht's gut. Viel Spaß bei eurer Probe. Und hört mir ja auf Mrs. Lefafa!«

Meine Schwester machte sich los von mir, damit sie den Kopf noch schnell in den Flur stecken konnte.

»Bis bald, Mama«, rief sie zurück. »Und pass auf deine Hand auf.«

Ich schüttelte den Kopf. Nein, ich hatte kein Mitleid mit meiner verletzten Tante. Am Abend nach der Veranstaltung zum Welt-Aids-Tag hatte sie sich geschnitten. Und es geschah ihr recht! Sie hatte in der Küche Spinat gehackt, voller Zorn – Zorn auf Miss Di-

ko und Miss Dikos Rede am Aids-Tag. Meine Tante tobte, so wütend hatte ich sie noch nie erlebt. Das blaue AEFG-Dreieck auf ihrer breiten Brust hatte gebebt.
»Wie kann sie es wagen! Solch eine Schande! Eine junge Frau wie sie, unverheiratet und noch dazu Lehrerin, stellt sich vor alle Leute hin und sagt solche Sachen ins Mikrofon. Dabei war sie gar nicht eingeplant. Wenn sie hätte reden wollen, hätte sie das vorher mit dem AEFG absprechen müssen. Schließlich waren wir die Organisatoren. Das wäre der korrekte Weg gewesen. Stattdessen schnappt sie sich einfach das Mikrofon und kippt soviel Schmutz in die Halle, ohne jeden Respekt vor den Alten im Saal oder vor den Kindern, die so was überhaupt nicht hören sollten. Für wen hält sie sich eigentlich, bloß weil sie aus Kapstadt kommt? So eine Frau passt nicht zu den anständigen Leuten von Meriting! Sie sollte unsere Kinder gar nicht unterrichten ...«
Und wieder sauste das Messer nieder, aber diesmal nicht in den Spinat. Diesmal schnitt ihr das Messer in die Hand, tief ins Fleisch, mit der vollen Wucht ihrer Wut. Und kurz drauf roch es aus dem Bad nach Dettol, während ich die hellrote Blutlache anstarrte, die sich langsam im gehackten Spinat verteilte. Und mein einziger Gedanke war, es geschieht ihr recht.
So ging der Welt-Aids-Tag 2002 für mich zu Ende: genauso bitter wie er begonnen hatte.

6

Sonntag, 1. Dezember, Gedenkfeier zum Welt-Aids-Tag MERITING MUSS AIDSFREI BLEIBEN! Das Transparent, von meiner Tante gemalt, hing am Morgen jenes Welt-Aids-Tages über der Bühne der Sporthalle und schrie in grellroten Buchstaben seine Botschaft hinaus. Die ganze Halle war voll mit orangen Stühlen, in langen ordentlichen Reihen; auf jedem vierten Sitz lag ein fotokopiertes blaues Programm. Die Stühle waren schnell besetzt. Es sah fast so aus, als käme ganz Meriting zu der Veranstaltung. Da, in der ersten Reihe, saß meine Tante, in Gesellschaft ihrer Mitstreiterinnen des AEFG, und wartete drauf, dass die Veranstaltung losging. Neben jedem blauen Filzdreieck steckte ein rotes Schleifchen.

Ich starrte wieder hoch auf das Transparent meiner Tante und schüttelte den Kopf. MERITING MUSS AIDSFREI BLEIBEN! Was war das bloß für ein Slogan? In ganz Südafrika, auf der ganzen Welt hieß das Motto des Welt-Aids-Tags LEBEN UND LEBEN LASSEN. In ganz Südafrika würde man der fünf Millionen Menschen gedenken, die bei uns schon mit HIV leben; man würde darüber nachdenken, wie man ihnen sagen konnte, dass man sich um sie sorgte, statt sie zu diskriminieren; man würde überlegen, wie man ihnen helfen könnte, gesund und am Leben zu bleiben und sich nicht ausgegrenzt zu fühlen. Der Leitspruch sollte zeigen, man weiß ja, dass schon so viele Menschen bei uns von der Krankheit betroffen sind, und dass es an uns allen ist, ihnen freundlich und teilnahmsvoll zu begegnen, statt sie zu verurteilen. Außerdem wollte er jungen Menschen auch dringend ans Herz legen, sich durch umsichtiges Verhalten vor einer Infektion zu schützen. So stand es jedenfalls in den Zeitungen. Und so hatte ich's bei uns im Radio gehört, auf Radio Northern Border.

Aber hier in Meriting, nein, hier nicht! Hier in Meriting hatten wir eine Lüge als Leitspruch, eine Lüge, von meiner Tante zusammen mit meiner Schwester Precious eigenhändig gemalt: MERITING MUSS AIDSFREI BLEIBEN!

Die Veranstaltung sollte um Punkt neun Uhr anfangen, mit einem Gebet unseres lieben alten Rre Gilika. So stand es jedenfalls im Programm. Aber es war schon 9:15 und Rre Gilika war noch nicht da. Auch die Theatertruppe Dube, die ihr Aids-Stück um 9:20 aufführen sollte, bevor unser Chor dann mit *Paradise Road* seinen Auftritt hatte, war noch nicht da. Meine Tante und ihre Kolleginnen vom AEFG wurden immer unruhiger, das war unübersehbar. Meine Tante erträgt Unpünktlichkeit nicht. Sie drückt das so aus: »Ich kann Unpünktlichkeit nicht ausstehen. Wer unpünktlich ist, zeigt, dass er keinen Respekt hat und keine Manieren und keine gute Moral.« Meine Tante kommt nie zu irgendwas zu spät.

Aber der Chor war wenigstens da, alle saßen wir ordentlich in Reih und Glied auf den orangen Stühlen neben den gläsernen Feuerschutztüren. Auch Mrs. Lefafa kann Unpünktlichkeit nicht leiden. »Eine Viertelstunde vor Beginn, Kinder. Das will ich sehen. Mindestens eine Viertelstunde vor Beginn der Veranstaltung, und macht mir ja keine Schande. Miss Diko dirigiert euch zwar, aber es gelten immer noch meine Regeln!«

Da saßen wir nun alle, warteten auf unseren Auftritt, wollten, dass es endlich losging. Also, alle außer Sannah. Mir fiel sofort auf, dass Sannah in der ersten Sopranistenreihe fehlte. Am Freitagabend war sie, genau wie Gertrude, mit Ebenezer in die dunkle Nacht hinausgegangen. Und jetzt war sie, genau wie Gertrude, nicht mehr bei uns. Zu gründlich wollte ich über Sannahs Abwesenheit nicht nachdenken. Mein schlechtes Gewissen plagte mich eh schon heftig genug. Seit damals schon, bevor ich die Fakten kannte. Ich hatte zugesehen, wie sie in die Nacht hinausgegangen war, und ich hatte nichts getan, um sie aufzuhalten. Nichts! Im Gegenteil, ich war sogar erleichtert darüber, dass nicht meine Schwester zwischen den Lichtkegeln über den Parkplatz ging.

Ebenezer war natürlich hier in der Sporthalle, stand in der Bassistenreihe ganz außen, direkt neben der Glastür, durch die die Morgensonne in die Halle fiel und sich in seiner Goldkette spiegelte. Mit seinem Schlafzimmerblick stierte er in die Reihe, in der meine Schwester saß. Zum Kotzen. Sogar in seinem hellblauen Chorhemd und der dunkelblauen Krawatte drauf sah er bedrohlich aus – zumindest in meinen Augen. Aber dann sah ich, dass meine Schwester seinen Blick gar nicht erwiderte. Nein! Sie schien ihn überhaupt nicht zu beachten. Stattdessen beugte sie sich über ihre Stuhllehne und unterhielt sich mit Montys Freund Tebogo. Ich war so was von erleichtert! Vielleicht hatte ich mir ja tatsächlich alles nur eingebildet. Kann ja passieren, wenn man in Panik gerät. Vielleicht redete Precious bloß soviel von Ebenezer, um mich zu ärgern. Es hat ihr immer schon tierisch viel Freude gemacht, mich zu ärgern, bis ich die Wände hochging!

Precious sah schön aus wie immer, sogar in ihrer tristen blauen Uniform. Miss Diko hatte auf unseren Blauen bestanden, obwohl wir alle diese Farbe hassten.

»Leute, nichts darf die Aufmerksamkeit der Zuhörer von *Paradise Road* ablenken«, meinte sie nachdrücklich. »Keine Bewegungen,

keine Tanzschritte, keine bunten Uniformen. Wir wollen, dass alles dezent und unaufdringlich bleibt. Was am Aids-Tag zählt, sind allein die Worte. Nur die Botschaft, begreift ihr das, Leute?«
Ich sah kurz zu Miss Diko rüber, die am Ende des Gangs saß. Auch sie sah dezent aus in ihrem zartlila Kostüm mit den kleinen Perlmuttknöpfen, das sie immer zu besonderen Anlässen trug. Unaufdringlich und doch elegant. Aber sie schien ungewöhnlich nervös, noch aufgekratzter als meine Tante. Wieso das? Machte unser Auftritt ihr Sorgen? Immerhin würde sie heute Meritings Jugendchor zum ersten Mal vor Publikum dirigieren. Und fast ganz Meriting war jetzt hier in der Sporthalle versammelt: so viele Leute!
Ein- oder zweimal sah ich, dass sie streng zu Ebenezer rüberschaute, dann aber den Kopf senkte und auf ihre Hände sah, die sie im Schoß gefaltet hatte.
Ich begriff damals so wenig, während wir warteten, im gleißenden Sonnenlicht, das neben uns durch die gläserne Feuerschutztür fiel! Natürlich war ja auch vom AEFG-Programm nicht abzulesen, dass Miss Diko sich über die riesigen Lautsprecher ans Publikum wenden würde. Genau jetzt war Mr. Daniel Lefafa damit beschäftigt, diese großen Ungetüme anzuschließen und auszuprobieren. »Test: eins, zwei, drei ...« Was die Einhaltung des Zeitplans anging, teilte er offenbar weder die Ansicht seiner Mutter – noch die meiner Tante. Ich sah ihn aber zu Miss Diko rüberschauen. Oft und mit Sehnsucht in seinem schönen Gesicht. Ob er noch immer hoffte, sie würde ihre Meinung ändern und sie beide könnten wieder ein Paar sein, so wie vor ihrer Fahrt nach Klipdrift? Aber Miss Diko sah nur weiter in ihren Schoß und auf ihre krampfhaft gefalteten Hände.
Neo neben mir stieß mich leise am Arm. »Sieht ganz so aus, als fängt deine Schwester ernsthaft was mit Tebogo an«, meinte sie

mit ihrem unbezwinglichen Lächeln. »Na das wird mal'n flotter Vierer: du und dein Monty, Precious und Tebogo!«

»Mir ist jeder recht, außer Ebenezer«, antwortete ich. Aber plötzlich tat Neo mir Leid. Wenn sich doch bloß auch für sie jemand Nettes fände! Einer, der ihre quirlige Art und ihren Sinn für Humor zu schätzen wusste. Neo selbst schien ja nicht allzu viele Gedanken dran zu verschwenden. Sie war schon wieder ganz in ihrem Element, unendlich fasziniert von allem, was andere Leute betraf!

»Jetzt guck dir doch bloß mal Miss Diko an! Die sieht doch aus wie versteinert. Meinst du, die kann uns so dirigieren? Was, wenn sie's vergeigt? Das verzeiht ihr die Lefafa nie!«

Jetzt war es schon 9:25. Drüben am Tisch für die Ehrengäste, mit Spitzentischdeckchen und Blumenvase, war Rre Gilikas Stuhl immer noch leer. Genau wie die reservierten Sitzreihen für die Dube-Truppe. Der AEFG-Sekretär hantierte jetzt hektisch mit seinem Handy und meine Tante ging angespannt auf und ab, was den blauen Anstecker und die rote Schleife an ihrer kräftigen Brust heftig zum Zittern brachte. Ich hob den Kopf und starrte wieder auf das Transparent mit seinem trügerischen Slogan: MERITING MUSS AIDSFREI BLEIBEN! Auch diesmal konnte ich nur den Kopf schütteln.

Meriting ist nicht aidsfrei. Ist es nicht, selbst wenn die Leute die Lage noch so sehr beschönigen. In Meriting werden Menschen krank, sterben dann in jungen Jahren, und bei ihrer Beerdigung verteilt der AEFG Zettel, auf denen zu lesen steht, dass sie an Lungenentzündung gestorben sind. Oder an Malaria. Oder nach langer Krankheit. Meritings Friedhof wächst, weit über seine Ziegelmauern hinaus, füllt sich mit Gräbern, auch mit winzigen Gräbern für ganz kleine Kinder. Auf seinen Protestveranstaltungen gibt der AEFG der Gemeindeverwaltung die Schuld, die Meriting an-

geblich mit ungesundem Trinkwasser versorgt. Sie schreiben an den Bürgermeister und wollen, dass der Müll um die Wellblechsiedlung regelmäßig abtransportiert wird. Manche, vorwiegend die älteren Ausschussmitglieder, gehen auch zu unserem Direx, Mr. Letau. Sie fordern, er soll die Bo Mma Zwillinge feuern. Sie sind fest davon überzeugt, dass unsere jungen Leute an der Hexerei sterben, die die Bo Mma Zwillinge betreiben. Und die AEFGler glauben die Geschichten sogar, die sie da in die Welt setzen, nehm' ich doch stark an.
Nein, Meriting ist nicht aidsfrei, genauso wenig wie der Rest unserer Provinz aidsfrei ist. Ich kenne die Statistiken. Ich lese die Artikel in Zeitschriften und die Broschüren, die in den Ambulanzen ausliegen und die paar Bücher, die Mrs. Johnson in unserer Schulbibliothek hat. Ich bin besessen davon, meine Schwester hat Recht. Aber so weiß ich wenigstens, worum's hier geht.
Elf Komma vier Prozent, das ist die Zahl für unsere Provinz. Das heißt, mehr als einer von zehn Menschen ist infiziert, auch hier in Meriting, ob er's nun weiß oder nicht. Und die meisten wissen es nicht, nicht genau jedenfalls. Das Untersuchungszentrum draußen am Stadtrand, neben Mr. Tahlas Möbelläden, ist immer leer, das Eingangstor nach wie vor so neu und blitzblank wie vor drei Jahren, als irgendein Würdenträger die Klinik eröffnet hat.
MERITING MUSS AIDSFREI BLEIBEN! Wie ironisch, das! Das Wort ›Meriting‹ bedeutet ›Schattenplatz‹. Ein Ort, an dem die Wahrheit im Dunklen liegt. Jedenfalls sehe ich das so, auch wenn meine Schwester Precious wohl eher sagen würde, dass ich mal wieder zu schnell urteile und alles negativ sehe, wie üblich.

Da kam die Dube-Truppe, mit nur dreißig Minuten Verspätung. Sie setzten sich in die für sie reservierten Reihen und sahen wie echte Schauspielschüler aus, in ihren schrägen Sachen, mit ihren schrägen Frisuren, und wir vom Jugendchor Meriting fühlten uns erst recht wie von hinterm Mond, in unseren fadblauen Uniformen. Die Sporthalle platzte aus allen Nähten. Mütter hatten ihre Kleinsten auf dem Schoß, und ältere Kinder saßen in den Gängen am Boden. In dem Gewimmel wogten die vielen Aidsschleifen durch die Halle wie ein rotes Meer.

Und dann war endlich auch der liebe alte Rre Gilika da.

Meine Tante half ihm die Stufen zur Bühne hoch, und kurz drauf dröhnte und pfiff sein Eröffnungsgebet auch schon durch die Lautsprecher, aufgebaut und angeschlossen von Mr. Daniel Lefafa. Das Gebet war lang und umständlich, weil Rre Gilika oft von einer Sprache in die andere wechselte. Mit dem Welt-Aids-Tag hatte es irgendwie kaum was zu tun. Es ging hauptsächlich um Belohnungen, die das Paradies bereithielt, für die Gottesfürchtigen, die ein sauberes Leben führten und sich nach den zehn Geboten richteten. Von Gottes Zorn und Strafe war die Rede, für die, die unmoralisch lebten und ihrer Gemeinde und ihren Eltern Schmach und Schande brachten. Hatte also doch mit Aids zu tun?

Manche unserer Kirchgänger hier in Meriting glauben, Aids ist Gottes Strafe für die, die sich schlecht benehmen und nicht nach der Bibel leben. Wie grausam ist das? Es macht mich so wütend! Wieso würde Gott Menschen wie meine Mutter bestrafen wollen, die immer lieb und freundlich war, nicht nur zu ihren Kindern, zu mir und Precious, sondern auch zu ihren Nachbarn. Naja, lieb und freundlich war sie, bis sie krank wurde. Von diesem Moment an hielten all die netten Nachbarn Abstand. Auch als meine Mutter starb, ließ sich kein Nachbar blicken, um wenigstens ihren Kindern zu helfen, nicht mal an dem schrecklichen Tag, an dem dieser fremde Mann auftauchte, sich als der Onkel meiner Mutter ausgab und meinte, das Haus sei jetzt seines und wir müssten gehen.

Endlich war das Gebet zu Ende. Der Moderator, übrigens auch

AEFG-Mitglied, erklärte uns nun über Lautsprecher, dass Mr. Tahla, Meritings angesehenster Bürger, nun die Eröffnungsrede halten würde. Tosender Applaus brach in der Halle los, als Mr. Tahla ans Mikrofon trat. Mr. Tahla ist Geschäftsmann, reich, erfolgreich, spendabel, hat Möbelläden und eine Taxiflotte. Noch dazu hatte er heute Geburtstag, den sechzigsten, so ging das Geflüster von Reihe zu Reihe. Welch ein Rollenmodell, ein Vorbild, an ihm sollte sich die Jugend ein Beispiel nehmen!

»Meine lieben Mitbürgerinnen und Mitbürger, meine lieben Freunde.« Kraftvoll und selbstsicher klang seine Stimme, obwohl die Lautsprecher sie verzerrten. »An diesem schönen Morgen möchte ich zu euch über Verantwortlichkeit sprechen.

Verantwortlichkeit: das war stets meine Losung. Und die sollten wir uns jetzt alle auf die Fahnen schreiben ...«

Doch Mr. Tahla kam nicht sehr weit mit seiner Eröffnungsrede.

Wie aus dem Nichts tauchte plötzlich Peter auf, unser Hochschulabsolvent, und war mit einem Satz über die Seitentreppe auf der Bühne. Da stand er einen Moment, sah fest entschlossen aus, und fing an, sehr laut, sehr poetisch Mr. Tahlas Leben, seine Großzügigkeit und seine vielen anderen Qualitäten zu beschreiben. Lobgesang nennt sich das, auch wenn die Worte gesprochen werden. Das kommt in Meriting immer mal wieder vor, wenn sich viele Menschen irgendwo versammeln und eine bedeutende Person dabei ist. Wer sich zu einem Loblied veranlasst fühlt, erfindet den Text, während er das Lied vorträgt.

Auch ohne Mikrofon war Peters Lobgesang in der ganzen Halle zu hören. »Durch Anstrengung und harte Arbeit und weil er jede Herausforderung mutig angenommen hat, steht er heute vor uns. Er ist unser strahlendes Licht, unser Leuchtturm seit sechzig schönen Jahren. Er ist unser Beweis dafür, dass wir uns aus der bittersten Armut erheben und die Welt erobern können ...«

Ich musste schmunzeln, während das Loblied länger und länger wurde. Immer länger. Obwohl ich's kaum erwarten konnte, dass die Veranstaltung endlich richtig losging, obwohl der heutige Tag als Mahnung an die Jugend gedacht war und als Zeichen der Sympathie für die Menschen, die schon betroffen waren; ich musste schmunzeln. Ich wusste, wie Peter zumute war, wie sehr er seine Dankbarkeit gegenüber dem Mann ausdrücken wollte, der ihm so viel gegeben, ihm das gesamte Studium finanziert hatte. Er wollte seine Gefühle klar und deutlich kundtun, das war nicht zu überhören.

Wenn ich heute zurückschaue, wie sehr wünschte ich, ich hätte die Gelegenheit genutzt, Miss Diko meine Gefühle und meinen Respekt für sie auszudrücken, als sie noch gelebt hat. Ich hab es nie getan. Ich hab mich nie getraut sie anzusprechen, es war mir immer viel zu peinlich. Nun ist sie gestorben und es ist zu spät.

Meine Tante in der ersten Reihe hatte keinen Grund zu schmunzeln. Sie sah wieder total genervt aus, schaute prüfend auf ihr Originalprogramm, dann auf die Uhr. Schließlich stand sie auf, nahm Peter am Arm, mitten im Satz, und bugsierte ihn zurück an seinen Platz. Jetzt konnte Mr. Tahla ungestört weiterreden.

Wenigstens sprach er in seiner Eröffnungsrede davon, dass junge Menschen auf sich achten, sich vor allen Gefahren der Welt schützen, die Finger vom Alkohol lassen und ein langes, produktives Leben führen sollen. Wohlweislich erwähnte er Sex und Kondome nicht wörtlich. In seiner Position, als Säule der Gesellschaft, würde man solche Worte aus seinem Munde wohl nicht hören, schon gar nicht über Lautsprecher. Endlich setzte er sich, unter donnerndem Applaus. Die Leute klatschten und jubelten und johlten, und die roten Schleifen, die sie sich ans Revers gesteckt hatten, hüpften vergnügt auf und ab.

Jetzt war es Zeit für den Auftritt der Truppe Dube.

Es dauerte eine ganze Weile, bis die Schauspieler so weit waren, bis sie ihr Bühnenbild aufgebaut, sich abschließend beraten hatten. Also wandten sich die Leute im Publikum ihren Sitznachbarn zu und begannen zu plaudern. Kinder rannten durch die Reihen und freuten sich, dass sie nicht mehr still sitzen mussten und ihre schönen Schuhe herzeigen konnten. Meine Tante ging zum Direktor der Truppe und deutete erregt auf ihre Armbanduhr.

Genau in dem Moment hörte ich links neben mir ärgerliches Flüstern. Ich schaute zur Seite. Da standen sie, an der Glastür, einander gegenüber, Miss Diko und Ebenezer. Ihr Profil hob sich gegen das Sonnenlicht ab. Miss Diko sah klein aus, aber sie schien riesengroße Wut zu haben. Warum war sie so wütend?

Ich versuchte, trotz des Gesprächslärms um mich herum zu hören, was sie sagte. Und plötzlich wusste ich, dass sie über Sannah sprach.

»Sag bloß nicht, du weißt nicht, wo sie ist!«, herrschte sie Ebenezer an. »Sag ja nicht, das hat nichts mit dir zu tun! Ich hab dich gesehen, Ebenezer! Ich hab gesehen, wie du am Freitagabend mit ihr aus der Sporthalle raus bist. Nicht eine Chorprobe hat sie je ausgelassen, und jetzt plötzlich verpasst sie eine Aufführung. Sag du mir warum!«

Ebenezer bog den Kopf zurück und sah mit seinem verächtlichen Schlafzimmerblick auf Miss Diko herab. »Woher soll ich das wissen? Noch so 'ne dumme Pute. Sie wissen doch, wie die sind. Was kann ich dafür, dass sie alle auf mich stehen? Heute leben! Das ist mein Motto. Das Beste aus jeder Minute machen, weil man nie weiß, wie viele Minuten einem noch bleiben, Madam.«

Unfassbar, wie er mit Miss Diko redete. Aber sie ließ nicht locker.

»Ich werde ein Auge auf dich haben, hörst du? Das ist das letzte junge Mädchen, mit dem du die Sporthalle verlassen hast. Dein Motto kümmert mich dabei herzlich wenig!«

Dann drehte sie sich um und setzte sich wieder auf ihren Platz am Gang. Aber ich sah ihr an, wie angespannt sie war. Ich konnte sehen, wie sie kämpfte, um ihre Atmung wieder in den Griff zu kriegen, wie verkrampft sie die Hände im Schoß hielt. Und als ich wieder zu Ebenezer rüberschaute, war sein schönes Gesicht entstellt, so hasserfüllt war der Blick, den er Miss Diko schickte.
Nun fing endlich das Aids-Stück an. Eine hübsche Frau, reizend gekleidet, stand auf der Bühne, wiegte sich in den Hüften und klimperte verführerisch mit den Wimpern. »Heut Nachmittag besuch ich wohl meinen Onkel Kgosietsele. Ja, der ist immer sehr nett zu mir. Er macht mir gern Geschenke. Mal sehen, ob dabei heute 'ne neue Jeans rausspringt. Ich hätte zu gern Designerjeans. Und ein Handy vielleicht …«
Die Leute hörten zu, es war jetzt totenstill in der Halle. Sogar die Kinder, die in den Gängen am Boden saßen, waren ruhig. Die Lefafa wandte sich auf ihrem Stuhl um und warf dem Chor einen letzten strengen Blick zu, damit wir uns auch weiterhin tadellos benahmen. Damit wir nicht vergaßen, dass sie das Kommando hatte, egal wer den Chor dirigierte. Um uns daran zu erinnern, dass *Paradise Road* bloß eine Nebensache war. Was wirklich zählte, war das Festival in Klipdrift.

7

Freitag, 13. Dezember, Klipdrift Festival Precious' Wunsch war in Erfüllung gegangen. Draußen vor der Sporthalle stand tatsächlich der Luxusbus bereit, der mit den weichen Sitzen und den blauen Samtvorhängen, um uns zum Festival zu fahren. Als wir in unseren beige-braunen Uniformen auf den Parkplatz kamen, sah ich das Aids-Transparent. Da lag die Arbeit meiner Tante jetzt, auf dem Gehweg, neben einem Haufen schwarzer Müllsäcke, zerknüllt und schmutzig und nass vom Regen der letzten Nacht. Die roten Buchstaben verschmiert wie Blut.

Zuerst herrschte großes Chorchaos am Buseingang. Alle drängelten und schubsten sich gegenseitig die schmalen Stufen hoch, weil jeder zuerst im Bus sein und die besten Plätze ganz hinten ergattern wollte, und alle riefen durcheinander.

»Halt mir 'n Platz frei!«

»Ich will den Fensterplatz, hörst du?«

»Wo ist mein Proviantpack? Da waren Salz-und-Essig Chips drin und Saft. Wer hat die?«

Diesmal mischte sich die Lefafa nicht ein. Sie stand dabei, sah prächtig aus in ihrem dunkelbraunen, bestickten Kleid und dem dazu passenden Turban und hatte Klipdrift fest im Blick.

Viele Eltern waren gekommen, um uns zu verabschieden. Auch

sie kletterten in den Bus, um in letzter Minute noch Umarmungen, Glückwünsche und Anweisungen loszuwerden.
»Bringt ja den Pokal mit heim! Ihr kommt als Sieger wieder! Und hört auf Mrs. Lefafa!«
Ich fand zum Glück einen Fensterplatz und Neo setzte sich neben mich. Das Chaos legte sich, langsam wurde es ruhiger im Bus.
»Weißt du, welcher Tag heut ist?«, fragte mich Neo. »Freitag der Dreizehnte. An einem Freitag den Dreizehnten sollten wir gar nicht verreisen. Ich hab ein total schlechtes Gefühl dabei.«
Jetzt ließ der Fahrer den Motor an, der laut brummte und so kraftvoll lief, dass die Fensterscheiben hinter den blauen Samtvorhängen zu vibrieren anfingen. Ein paar Eltern stolperten noch aus dem Bus, riefen allerletzte Abschiedswünsche und Ermahnungen hinter uns her. Es wurde immer ruhiger, die meisten Choristen saßen inzwischen an ihren Plätzen. Die Lefafa setzte sich ganz nach vorne, direkt hinter den Fahrer, und ich nahm Ebenezer wie üblich ins Visier. Ja, da saß er, in der letzten Reihe, in der hintersten Ecke, und zog die blauen Vorhänge zu, um die Nachmittagssonne auszusperren. Nur dieser letzte Abend noch, das hielt ich mir vor Augen. Morgen würde er aufs Land zurückfahren, in sein Dorf, raus aus Meriting und aus unserem Leben. Für immer.
Meine Schwester saß im Mittelteil, einigermaßen sicher zwischen ihren Freundinnen Mpho und Shalani. Precious schaute kein einziges Mal zu Ebenezer hin. Hatte er etwa seinen Zauber verloren, fand sie ihn gar nicht mehr attraktiv? Na hoffentlich.
Der Bus schlingerte vom Parkplatz runter auf Meritings Hauptstraße, vorbei am Kinderspielplatz, dessen Rutschbahn wie ein Siegessymbol in die Höhe ragte. Gegenüber am Gang saß Monty, lächelte mir zu und hänselte mich wegen der Rüsche an meiner Chorbluse. Er weiß, dass ich Rüschenkleider nicht mag. Ich lächelte zurück und war sehr erleichtert. Der Moment zwischen

den Erbsen schien vergeben und vergessen. Auch diese Eigenschaft machte Monty wohl so besonders: er war nicht nachtragend und jeder Tag war ein neuer Anfang. Vielleicht hatte er deshalb immer so gute Laune. Ich lächelte und dachte: Vielleicht wird das ja heute doch ein schöner Abend für mich, trotz allem.

Neo neben mir redete immer noch über Freitag den Dreizehnten. Ich wandte mich ab und sah aus dem Fenster, während wir Meriting verließen. Häuser und Straßen gingen über in Felder und Weiden, die sich bis zu den flachen Bergen erstreckten. Ich holte tief Luft. Es würde eine ganze Weile dauern, bis ich meinen Mut für die Fahrt nach Klipdrift zusammenhätte.

Sie fällt mir immer wieder schwer, diese jährliche Reise zum Jugendchor-Festival. Klipdrift weckt so viele Erinnerungen in mir. Und die tun weh. In Klipdrift waren wir vor vielen Jahren zuhause. In Klipdrift haben wir gewohnt, als meine Mutter krank wurde und starb. Meine Mutter liegt auf dem Friedhof von Klipdrift begraben, sie ist allein gestorben, ohne Freunde und Nachbarn, die um sie getrauert hätten. Bloß ein Pastor und zwei kleine Töchter an einem grauen, verregneten Nachmittag, und Schlamm, vom Regen ins offene Grab gespült. Ja, ich musste all meinen Mut zusammennehmen, während der Luxusbus an den Feldern vorbeiflog und die Stadt immer näher und näher rückte.

Neo gab ihren Versuch auf, mit mir ein Gespräch anzufangen. Stattdessen beugte sie sich über ihre Rücklehne und sprach mit den Altisten hinter uns.

»Ja, ich sag's euch, an einem Freitag dem Dreizehnten sollte man überhaupt nirgends hinfahren. Das Festival wäre besser letzte Woche gewesen. Dann hätte Miss Diko ihre Pläne ändern und uns begleiten können, als Mrs. Lefafas Assistentin. Dann wäre sie letzten Freitagabend vielleicht nicht über den Müllplatz zum Bahnhof gegangen und wäre vielleicht nicht ermordet worden.«

Aber Neo hatte Unrecht, das wusste ich. Nichts hätte den Mord an Miss Diko verhindern können. Er wäre vielleicht an einem anderen Abend passiert, an einem anderen Ort, aber er wäre passiert. Dessen war ich mir sicher.
Die Felder flogen weiter an uns vorbei, Kilometer für Kilometer. Ein Traktor knatterte über einen leeren Acker. Ein paar Jungs auf einem wackligen Fahrrad winkten uns. Nur eine knappe Stunde trennte uns noch von Klipdrifts Straßen.

Durch die Straßen von Klipdrift war ich mit meiner Schwester Precious gewandert, als der Onkel meiner Mutter sich unser Haus für seine Familie unter den Nagel gerissen hatte. Den ganzen Tag bin ich über die grauen Gehsteige gewandert, meine vierjährige Schwester im Schlepptau. Sie hat oft geweint, aber ich musste ja einen warmen Platz für die Nacht finden, irgendwo, wo weder die Polizei noch irgendwelche Ladenbesitzer uns finden würden.
Meine Tante behauptet steif und fest, wird manchmal sogar böse dabei, dass wir nur ein paar Tage auf der Straße verbracht haben. Sie sagt, sie hat sich in der Minute zu uns auf den Weg gemacht, in der sie erfuhr, dass meine Mutter gestorben war. Aber in meiner Vorstellung zog sich unsere Zeit auf der Straße eine halbe Ewigkeit hin und länger, grau und voller Sorge und Hunger und Angst, die mich bis heute verfolgen. Sind wir unter der Brücke sicher? Werden wir's da warm genug haben? Ich hatte ja nur eine Decke, und in die musste ich meine Schwester einpacken. Was, wenn ich über Nacht erfror? Wer würde sich dann um Precious kümmern? Viele Nächte lang, so kam es mir vor, hab ich in rauem Gras gelegen, das mir den Rücken zerstochen hat, bei Kälte, die mir die Arme zerstochen hat, voller Sorgen, die mir den Kopf zerstochen haben. Wie oft musste ich morgens mühevoll Essen für Precious auftreiben, damit sie zu weinen aufhörte?

»Unsinn, das waren höchstens drei Tage«, meint unsere Tante jedes Mal nachdrücklich. »Als ich erfuhr, dass meine arme Cousine Thembeka an TB gestorben ist, bin ich am selben Tag noch gekommen, um euch Mädchen zu holen. In derselben Minute!« Sagte sie wirklich die Wahrheit? Ich hab meiner Tante nie recht glauben können, hab kein so enges Verhältnis zu ihr entwickelt wie Precious.
In meiner unmittelbaren Umgebung drehten sich die Gespräche jetzt wie üblich um den Mord an Miss Diko und um die Mordverdächtigen. Die ganze letzte Woche schien es in den meisten Gesprächen in meiner Nähe allein um dieses Thema zu gehen. Ich versuchte wegzuhören. Ich versuchte, mich auf den beruhigenden Anblick der goldenen Felder in der Nachmittagssonne zu konzentrieren und auf das einschläfernd gleichmäßige Rauschen der Busreifen auf dem Asphalt. Aber ich hörte sie trotzdem. Wie Feuerfunken stoben die Worte.
»Ich sag euch doch, es war Daniel Lefafa! Ich hab doch sein Gesicht gesehen, als er aus der Veranstaltung raus ist, fluchtartig, noch während Miss Diko geredet hat. Und er hatte Mordlust in den Augen, das sag ich euch! Und das ganze Blabla, von wegen er hat jetzt 'ne Neue und so, das ist doch bloß Tarnung. Um die Polizei zu täuschen. Er hat Miss Diko geliebt, und kein andrer sollte sie kriegen. Wartet's nur ab, wenn die Polizei fertig ermittelt hat, dann verhaften sie ihn wieder, und dann stellen sie ihn vor Gericht, und dann wird er verurteilt.«
»Nie im Leben. Der Lefafa war's auf keinen Fall. So was könnte der nie machen. Nicht mal, wenn er gute Gründe dafür hätte. Nicht mal, wenn man ihn bis zum Äußersten reizt.«
»Na wer denn sonst?«
»Was weiß ich. Vielleicht der Typ mit der Glatze? Der Typ in der Kneipe? Ihr wisst schon, der Fremde, den die Polizei nicht finden kann.«

Hinter mir, eingezwängt zwischen Magda und Keletso, sagte Daisy, auch Sopranistin:
»Ich kann mir nicht vorstellen, dass Miss Diko überhaupt in einer Kneipe gewesen sein soll. Sie würde nie in ein Shebeen gehen, nicht mal, während sie auf einen Zug wartet. Ich glaub, das ist alles gelogen, das ganze Gefasel von dem Fremden mit dem kahlen Schädel.«
Lesedi, der gegenüber am Gang saß, beugte sich zu den Mädchen rüber und meinte, »Hey, vielleicht war ja die Diko selbst gelogen, bloß Show. Vielleicht hat sie sich ja bloß aufgespielt, hat hochnäsig getan, als wär' sie was Besonderes, bloß weil sie aus Kapstadt kam und studiert hat und alles ... Vielleicht war sie in Wahrheit ja wirklich so, verkommen, ohne Moral, eine, die sich in Kneipen mit Männern einlässt! Würd' mich nicht wundern!«
Ich schüttelte den Kopf und sah aus dem Fenster, schmiegte mich an den weichen Vorhangsamt. Manche Leute hatten ein ganz anderes Bild von Miss Diko als ich. Manche Leute fanden, sie sei stolz und hielte sich für was Besseres als die Leute von Meriting. Aber ganz egal, was die Leute sagen, ich sehe in ihr allein eine reizende Frau, voller Anmut und Bescheidenheit. Es macht mich schrecklich traurig, dass sie nicht mehr bei uns ist, und dass sie so brutal, so gewaltsam den Tod gefunden hat. Und dass ich nie Gelegenheit hatte, ihr zu sagen, wie viel sie mir bedeutet hat.
»Tja, nach ihrer verrückten Rede am Aids-Tag könntest du Recht haben. Ich meine, wie kann eine Frau sich vor alle Leute hinstellen und solche Sachen sagen? Ich dachte, ich hör nicht recht. Ich dachte, ich fall gleich vom Stuhl!«
Neo kniete jetzt auf ihrem Sitz, beugte sich über die Rückenlehne.
»Ich glaub', ich weiß, wer sie umgebracht hat. Das erratet ihr nie, aber ich glaube, ich weiß, wer's war. Nicht mal die Polizei hat ihn bisher in Verdacht.«

»Wen denn? Wer?«, fragten sie alle im Chor. Nichts macht meiner Freundin Neo mehr Spaß, als Leute so lange wie möglich auf die Folter zu spannen. Normalerweise bringt sie mich damit zum Lachen. Jetzt aber fiel mir das Lachen schwer. Wir fuhren an einem Verkaufsstand vorbei, vor dem in der Sonne beutelweise Orangen gestapelt lagen. Noch sechzig Kilometer bis Klipdrift, so der Hinweis auf einem Straßenschild.

Precious erinnert sich an unsere Zeit auf Klipdrifts Straßen genauso wenig wie an unsere leibliche Mutter. Meine Schwester weiß nicht mehr, dass ich sie jede Nacht in die Decke gepackt und mich dann zu ihr gesetzt und Wache gehalten habe, den Kopf an die Brückenwand gelehnt. Precious hat geschlafen, während ich wach blieb und Angst und Trauer mich wie graue Wasserfälle überschütteten. Sogar im Schlaf sah ich das eingefallene, schmerzverzerrte Gesicht unserer Mutter noch vor mir. Und ich hörte ihre letzten Worte immer wieder: »Kümmer' dich um Precious. Sie ist noch so klein.«

Precious erinnert sich auch nicht mehr an das Untersuchungszentrum in Klipdrift. Aber mir wird es ewig in Erinnerung bleiben. Dieser riesige steinerne Bau mit zwei toten Bäumen am Eingang, einer links, einer rechts, hat sich in mein Gedächtnis eingebrannt. Unsere Tante schubste uns vor sich her, zwischen den toten Bäumen durch, durch die hohen Holztüren und die grün gefliesten Flure entlang. Anders als in Schwester Thebes Untersuchungszentrum in Meriting war im Zentrum von Klipdrift viel Betrieb, Schwestern und auch Patienten.

Unsere Tante hat immer betont, dass unsere Mutter an TB gestorben ist. Nur TB, nichts Tragischeres. Das Wort ›Aids‹ kommt ihr nicht über die Lippen. Niemals! Dabei bin ich mir sicher, dass sie die Wahrheit kennt. Warum sonst hat sie uns denn in dieses Zentrum von Klipdrift geschleppt? Ich weiß es noch so gut wie heute.

Zuallererst hat sie uns dorthin geschleppt, als wir noch Angst vor ihr hatten und total verstört waren. Den Geruch des Desinfektionsmittels dort hab ich heute noch in der Nase, stärker als Dettol, stärker als der Geruch am Krankenbett meiner Mutter.

Ich weiß auch noch ganz genau, was sie an dem Morgen damals gesagt hat.

»Verstehen Sie, Schwester?« Das sagte meine Tante. Ich war völlig verschüchtert, weil sie so groß und kräftig war und uns so grob ins Sprechzimmer geschubst hatte. »Verstehen Sie, Schwester. Ich muss es genau wissen. Wenn diese Kinder infiziert sind, kann ich sie unmöglich zu mir nach Hause holen. Ich bin ja bereit, meine christliche Pflicht zu erfüllen, aber manche Dinge übersteigen meine Kräfte.«

Sie redete, als seien Precious und ich gar nicht mit im Zimmer. Und die Schwester gab genau so Antwort. Auch sie war enorm groß. Ihre Schwesternuniform war blendend weiß. Ich schaute weg, sah in das ernste, unbarmherzige Gesicht der Frau, die sich die Cousine unserer Mutter nannte. Ich weiß noch, damals fragte ich mich, ob ich nicht besser die Beine in die Hand nehmen und mit Precious aus diesem schrecklichen Zentrum wegrennen sollte, weg von diesem Gestank, den ich mit dem Tod meiner Mutter verband. Vielleicht wären ja die Straßen von Klipdrift freundlicher und wärmer als das Haus dieser Frau?

Die Schwester nickte weise über ihrer gestärkten weißen Uniform. »Selbstverständlich, das verstehe ich voll und ganz. Wer würde Ihnen einen Vorwurf machen? Gewisse Risiken sollte niemand eingehen. Oberste Pflicht ist immer der Schutz der eigenen Gesundheit.«

Und dann fing Precious an zu schreien, so laut, dass das ganze Sprechzimmer voll war mit ihrem Geschrei und der grün geflieste Flur draußen auch, die lauten Wellen überspülten sogar die Desinfektionsgerüche. Sie sah die Nadel auf sich zukommen und schrie wie am Spieß. Meine Tante und die Schwester hielten sie fest und ich stand daneben, bekam kaum Luft, war hilflos, machtlos, konnte meine kleine Schwester vor diesen beiden Riesenfrauen nicht beschützen.

Aber selbst das hat Precious vergessen.

»Gaone?« Keletso, auch Altistin, tippte mir an die Schulter. »Was meinst du? Könnte Neo Recht haben? Könnte er's gewesen sein?«

Ich muss Keletso angeglotzt haben wie benommen, als der Bus über die Brücke kurz vor Klipdrift rumpelte.

»Ich meine, könnte Ebenezer Miss Diko überhaupt umgebracht haben? Ich glaub's ja nicht, obwohl er manchmal schon leicht verrückt aussieht. Und manchmal verrückt daher redet.«

Neo verteidigte ihren Standpunkt. »Ich hab gesehen, wie sie sich gestritten haben, ich sag's euch: er und Miss Diko, am Aids-Tag. Sie standen an der Glastür und sahen total aus, als würden sie sich hassen. Was sie gesagt haben, konnt' ich zwar nicht hören, aber ich kann euch sagen, das sah ziemlich nach Zoff aus, was da abging zwischen den beiden! Hey, vielleicht sind sie ja ein Liebespaar? Was meint ihr? Ist doch bekannt, dass Ebenezer auf ältere Frauen steht. Vielleicht war er ihr heimlicher Liebhaber und der Lefafa hatte keinen blassen Schimmer. Immerhin haben sie sich gestritten als sei Leidenschaft dahinter!«

»Gaone, was meinst du?«

In dem Augenblick schaute ich zu meiner Schwester rüber, ein kurzer Kontrollblick nur, um mich zu vergewissern, dass ich sie getrost einen Moment aus den Augen lassen konnte.

Sie war nicht da! Sie saß nicht sicher zwischen Mpho und Shalani. Auch nicht im Mittelteil, wo sie mit Tebogo und Bones rumalbern könnte. Ich stand auf, um in die letzte Reihe zu schauen, wo

Ebenezer in der dunklen Ecke saß. Meine schlimmsten Befürchtungen wurden wahr! Da war Precious. Sie saß direkt vor Ebenezer, redete nicht mit ihm oder sonst irgendwas, sondern schaute einfach aus dem Fenster, lieferte ihm die perfekte Ansicht ihres perfekten Profils. Und ich sah, wie er sie ansah, mit seinem Schlafzimmerblick. Mir wurde schlecht. Mir wurde kotzübel.
Magda knabberte ihre Salz-und-Essig-Chips und gab dabei ihre Meinung zum Besten. »Nein, Neo. Du liegst komplett daneben. Ich weiß, wer's war. Die Bo Mma Zwillinge natürlich. Was glaubst du, warum die Polizei keine Fußspuren findet? Weil's die Zwillinge waren. Die müssten ja nicht mal direkt an der Bahn sein, um die Tat zu begehen. Sie könnten einfach ihre Kräfte einsetzen, und die Steine würden sich ganz von selbst heben. Ich sag's euch, ich hab sie neulich gesehen, da haben sie gelacht. Und das klang genau wie Hexenlachen. Ich wäre nie so verrückt, sie zu reizen!«
Keletso hatte auch ihren Teil beizusteuern. »Oder vielleicht Mrs. Isaacs? Ihr wisst schon, ihre Vermieterin? Sie soll stinksauer gewesen sein auf Miss Diko, wegen ihrer Aids-Rede, weil nämlich alle Mieter plötzlich die Koffer gepackt haben und abgezogen sind, nicht im selben Haus wohnen wollten wie Miss Diko, jedenfalls nicht, nach allem, was sie in der Sporthalle gesagt hat. Also vielleicht Mrs. Isaacs? Oder diese Gangster aus der Lagos Avenue, die sie immer anheuert, wenn sie Hilfe braucht? Was meinst du, Gaone?«
Ich schüttelte den Kopf und drehte mich wieder zum Fenster. Die Felder lagen längst hinter uns und jetzt säumten, unter Wolken aus Holzfeuerrauch, die Hütten von Klipdrifts Wellblechsiedlungen die Straßen. Ich schüttelte den Kopf, weil die Sorge um Precious mir zur Last wurde und weil ich noch so viele sorgenvolle Stunden vor mir hatte. Wie sollte ich denn ein Auge auf sie haben, sie beschützen, wenn sie selbst die Gefahr gar nicht sah?

All die Reden, all die Lieder, die Theaterstücke und Gebete vom World-Aids-Tag hatten wohl gar keine Wirkung auf sie.
Ich schüttelte den Kopf, weil es mir wehtat, wie gefühllos sich die Mädchen über Miss Diko die Mäuler zerrissen, als wäre ihr Tod nichts weiter als Tratsch wert, die Live-Ausgabe einer Seifenoper. Doch vor allem schüttelte ich den Kopf, weil ich wusste, dass kein bezahlter Gangster aus der Lagos Avenue die Steine auf dem Müllplatz bei den Bahnschienen aufgelesen hatte. Es war weder Mrs. Isaacs noch Mr. Daniel Lefafa. Ich schüttelte den Kopf, weil ich wusste, wer der Mörder war.
Ich wusste es von Anfang an.

8

Sonntag, 1. Dezember, Gedenkfeier zum Welt-Aids-Tag Es war still in der Sporthalle, als unter den roten Buchstaben auf dem Transparent meiner Tante das Theaterstück anfing.
»Oh, ganz bestimmt!« Die schöne Schauspielerin glättete ihr rotes Kleid und wiegte sich wieder in den Hüften. »Ja, Onkel Kgosietsele freut sich, wenn ich ihn besuchen komme. Vielleicht springt ja heut 'ne Designerjeans dabei raus.«
Zustimmend und verständnisvoll nickten manche Leute im Publikum. Ja, sie wussten, so was kam vor: Junge Frauen setzten ihre jugendlichen Reize und ihre Schönheit ein und zogen älteren Männern so das Geld aus der Tasche.
Ich fühlte mich wohl, saß mitten zwischen all den Leuten aus Meriting, die sich ihre Aids-Schleifen stolz an die Brust geheftet hatten. Wenigstens an diesem einen Tag im Jahr waren auch alle anderen mit Aids beschäftigt. Alle konzentrierten sich auf die Gefahren, den Schmerz, die tragischen Schicksale, die diese Krankheit uns aufgezwungen hat. An diesem einen Tag war ich normal und dachte genauso wie meine Mitmenschen.
Was würde die Dube-Truppe uns über Aids wohl sagen? Würden sie die Jugendlichen auffordern enthaltsam zu leben? Oder zumindest ein Kondom zu benutzen? Würde sich Precious wenigstens

deren Botschaft zu Herzen nehmen? Dankbar wäre ich schon dafür. Meine Warnungen prallten ja an ihr ab.
Oder würden sie dafür plädieren, Menschen, die schon HIV-infiziert waren, Mitgefühl und Anteilnahme entgegenzubringen? Kannte die Truppe den Leitspruch LEBEN UND LEBEN LASSEN, der meiner Tante und ihrem AEFG ja überhaupt nicht geläufig schien?

Eine Sache kommt mir allerdings komisch vor, in den Büchern und Zeitschriften, in den Broschüren und Plakaten, die ich dauernd lesen muss, weil ich einfach nicht anders kann. Es werden wohl zwei unterschiedliche Botschaften vermittelt, und beide scheinen sich ständig zu widersprechen.
Zuerst geht es um Hoffnungslosigkeit und Zerstörung, darum, dass ungeschützter Sex den Tod bedeutet. Wenn du erst infiziert bist, so die eine Botschaft, dann ist dein Leben zu Ende. Dann ist keine Hoffnung mehr. Also pass auf. Aids gibt dir keine zweite Chance. Das ist keine Situation, in der du aus deinen Fehlern lernen kannst. Ein einziger Fehler wird dir zum Verhängnis werden. Wenn du diese Linie überschritten hast, gibt's kein Zurück mehr, nie mehr. Also sieh zu, dass du die Krankheit um jeden Preis vermeidest. Wenn du's nicht tust, kostet sie dich das Leben. Infizierst du dich, wirst du krank. Und du wirst sterben.
Sicher, diese Botschaft ist wichtig, und junge Leute wie meine Schwester müssen sie hören. Sie soll ja auch Angst machen, schockieren: Aids bedeutet den Tod und das Ende aller Hoffnung, allen Lebens.
Trotzdem liest man auf Plakaten und in anderen Zeitungsartikeln eine zweite Botschaft. Sie richtet sich an Leute, die sich schon angesteckt haben und an Leute, deren Angehörige oder Freunde infiziert sind. Und diese Botschaft vermittelt Trost und Mitgefühl.

Gib die Hoffnung nicht auf, heißt sie. Du kannst einiges tun, um dein Leben erträglicher zu machen. Eine HIV-Infektion ist nicht das Ende der Welt. Iss gesund und geh sorgsam mit deinem Körper um. Es ist sogar die Rede von Medikamenten, die helfen können; die dich zwar nicht heilen können, mit denen es dir aber viel besser geht. Vor allem optimistisch sein und die Hoffnung nicht aufgeben. Wer an das Leben glaubt, für den ist HIV-positiv sein nicht gar so schlimm. Solange du lebst, gibt es Hoffnung. Solange du lebst, kannst du Wege finden, Aids einzudämmen.
Diese beiden so gegensätzlichen Aussagen geben mir schwer zu denken.
Ich befürchte nämlich, dass Menschen, die schon infiziert sind, die grausigen Warnungen mitbekommen und sich dann noch schlechter, noch hoffnungsloser fühlen. Ich befürchte, dass ihre Schmerzen und ihre Ängste dadurch unerträglich werden.
Meine Sorge ist aber auch, dass junge Leute wie meine Schwester nur die zweite Botschaft beachten, dass HIV-positiv sein gar nicht so schlimm ist und nicht das Ende der Welt bedeutet. Und die denken sich dann: »Warum überhaupt aufpassen? Warum überhaupt enthaltsam sein oder geschützten Sex haben und Kondome benutzen, diese hässlichen, unangenehmen, peinlichen Dinger? Schließlich kann ich ja alles Mögliche tun, wenn ich eines Tages infiziert bin. Ich kann trotz allem gut weiterleben. Warum sich also den Kopf zerbrechen? Ist doch eh keine große Sache.«

Es sah ganz danach aus, als hätte Dube die erste der beiden Botschaften für uns: die entsetzliche Warnung. Auf der Bühne hatte sich zu der schönen jungen Frau jetzt ein Schauspieler gesellt, der als alter Mann zurechtgemacht war: Onkel Kgosietsele.
»Ach, komm her, du hübsches junges Ding«, sagte der Schauspieler. Er schaffte es sogar, alt zu klingen. »Komm, setz dich auf On-

kel Kgosietseles Schoß, dann kauf ich dir ein Kleid. Oder ein Handy. Wie wär's mit 'nem Handy? Ich kauf dir was du willst. Aber komm erst mal her und mach einen alten Mann für ein Weilchen glücklich.«

Das Publikum schmunzelte. Ja, man wusste wohl, dass es so was gab. Die Schauspielerin schien sich die Sache doch anders zu überlegen. Sie stemmte die Hände in die Hüften. »Lass mich in Ruhe«, schrie sie. »Lass deine Finger von mir, du stinkiger alter Knacker.«

Das Publikum lachte ein bisschen und ich lachte mit. Ich war zuversichtlich. Meine Schwester Precious saß vorgebeugt und hörte aufmerksam zu. Mittlerweile ging es auf der Bühne hoch her. Der ›Alte‹ stieß das junge Mädchen auf die Bühnenbretter, legte sich mit Gewalt auf sie, während das Mädchen gellend schrie. Nun lachte ich nicht mehr. Ich fand die Szene schrecklich, auch als Schauspiel kaum auszuhalten.

Aber die meisten Leute im Publikum lachten weiter und wurden dabei immer lauter. Die Schauspieler schienen darauf einzugehen, indem sie ihr Spiel immer weiter übertrieben, die Komik noch steigerten. Der ›Alte‹ leckte sich schnaufend und prustend die Lippen. Die junge Schauspielerin kroch über die Bühne und schrie aus Leibeskräften. Die Frauen im Publikum bogen sich vor Lachen und ihre roten Schleifen mit ihnen. Aufmunternd klatschten sie jedes Mal in die Hände, wenn die Schauspieler für einen Moment still waren. Von den jungen Männern im Saal kamen anerkennende Pfiffe.

Es fehlte nicht viel, und ich wäre aus der Halle gestürzt, um diesem Gelächter zu entkommen. Wie konnten sie? Wie konnte diese Theatertruppe aus Aids eine Komödie machen? Wie konnten die Leute im Publikum sich ausschütten vor Lachen und sich zugleich, direkt über ihren roten Aidsschleifen, die Tränen aus den

Gesichtern wischen? An diesem warmen Dezembermorgen kroch in dieser überfüllten Halle Ekel in mir hoch, und ich hätte mich fast übergeben. Das war doch alles nicht wahr! Was war bloß los mit all den Leuten hier? Hatten sie allesamt den Verstand verloren?

Wenn ich jetzt an den Morgen jenes Aids-Tages zurückdenke, dann wohl mit etwas mehr Verständnis und mit weniger harscher Kritik. Die Leute haben nicht aus Spaß gelacht, das ist mir heute klar. Ihr Gelächter war eher der Ausdruck einer Art Massenhysterie, als Folge von Besorgnis und Anspannung. Ich hatte vorschnell, viel zu schnell mein Urteil gefällt und mich geekelt. Immerhin trugen wir alle unsere Ängste und unser Entsetzen mit uns herum, und seien sie noch so tief vergraben, verborgen, verdrängt oder geleugnet. Jeder dort im Publikum hatte doch mit den eigenen, ganz privaten Alpträumen zu kämpfen, die ihm diese Krankheit bescherte: Mütter standen panische Ängste um ihre Teenagertöchter aus, die nachts mit Gott weiß wem, Gott weiß wohin verschwanden; junge Frauen dachten mit Grauen an die Party vergangene Nacht und an den tollen Typen, mit dem sie getanzt und dann das Lokal verlassen hatten; Ehemänner versuchten, diese eine Nacht vor Monaten aus ihrem Gedächtnis zu löschen, weil ihnen später so manche Geschichte über die Frau zu Ohren kam … Die Liste wurde immer länger.
Heute glaube ich, das schallende Lachen während der Aufführung war gar kein echtes Lachen. Es war wohl eher die nervöse Reaktion von Menschen, die sich durch ihre schlimmsten Ängste an den Rand des Wahnsinns getrieben sehen. Aber damals, 2002, an dem Sonntagmorgen, da sah ich das anders. Damals fühlte ich mich von Abscheu und Ekel zerfressen. Ich fällte ein Urteil. Ein hartes Urteil, tat genau das, was Precious an mir kritisiert.

Ich schaute mich in der Halle um, schüttelte den Kopf. Nur drei Personen im Saal, außer mir, lachten und johlten nicht mit. Meine Tante war eine von ihnen. Sie saß auf ihrem Platz in der ersten Reihe. Sie lächelte nicht einmal. Vor allem wohl aus Ärger darüber, dass sich kaum jemand an den Zeitplan hielt. Dauernd schaute sie vom AEFG-Programm auf ihre Uhr und von der Uhr wieder aufs Programm. Inzwischen fing jeder Programmpunkt fast fünfundvierzig Minuten später an als vorgesehen. Und die Schauspieltruppe nahm sich wesentlich mehr Zeit als die Viertelstunde, die ihr zustand.

Auf seinem Stuhl neben der Glastür drüben saß Ebenezer; er lachte auch nicht. Was auf der Bühne abging, interessierte ihn gar nicht. Stattdessen starrte er in Miss Dikos Richtung, mit abgrundtiefer Verachtung im Blick. War der Streit, den sie an der Glastür hatten, der Grund dafür? Der Streit wegen Sannah?

Ich schaute rüber zu Miss Diko in ihrem eleganten lila Kostüm. Auch sie lachte nicht. Sie starrte ihre Finger an, die sie verkrampft im Schoß hielt. Und ich dachte natürlich, sie sei einfach nervös wegen des Chors. Wir standen als Nächste auf dem Programm, gleich nach dem Theaterstück.

Am liebsten hätte ich ihr zugeflüstert: »Es wird schon alles gut gehen, Miss Diko, *Paradise Road* ist das perfekte Lied und Sie haben es uns bestens beigebracht.«

Vielleicht hatte sie auch Angst, Ebenezer könnte sich nach ihrem Streit weigern, sein Eröffnungssolo zu singen. Das wäre schlecht. Das würde uns alles vermasseln, und wir wären vor allen Leuten blamiert. Außerdem würde dann die Lefafa wild, weil die Leute den Eindruck hätten, ihr Chor sei schlecht organisiert, obwohl sie gar nicht dirigierte.

Auf der Bühne fand gerade eine Begräbnisszene statt. Das hübsche Mädchen hatte sich wohl bei seinem Onkel Kgosietsele an-

gesteckt. Sie war krank geworden und ›gestorben‹. Ein ›Sarg‹ aus Pappe wurde von links nach rechts über die Bühne getragen, die Schauspieler wurden zu Trauergästen und spielten eine Trauerzeremonie, in der sie weinten, schrille Klageschreie ausstießen und sich vor Verzweiflung an die Brust klopften. Das Publikum lag inzwischen fast am Boden vor Lachen, meine Schwester auch. Precious und ihre Freundin Mpho klammerten sich aneinander und kicherten haltlos.
Genau in diesem Moment fing ich plötzlich wieder an zu zählen.

Das mache ich oft, ich zähle. Eine krankhafte Angewohnheit von mir, ich schäme mich dafür. Wenn die Leute davon wüssten, niemand würde je wieder ein Wort mit mir reden wollen – und ich würde ihnen keinen Vorwurf machen. Ich konnte einfach nicht anders. Ich fing an zu zählen, wenn ich für meine Tante in der Bank Schlange stand. Ich fing an zu zählen, wenn ich am überfüllten Taxistand wartete. Ich zählte sogar während der Schulandachten, wenn wir klassenweise aufgereiht standen, während der Direktor aus der Bibel vorlas. Was trieb mich bloß dazu?
Jetzt gerade, als das Stück zu Ende ging, das Publikum aufstand und klatschte und um mich herum ein rotes Schleifenmeer tanzte, jetzt zählte ich: dreißig Stuhlreihen bis ans Ende der Halle und in jeder Reihe knapp fünfzig orange Stühle. Das waren – wieviel? – anderthalb Tausend Menschen? Dazu die Kinder in den Gängen und all die Leute, die an den Seiten und hinten an der Wand standen. Plus Mr. Tahla und die anderen Leute am Tisch der Ehrengäste. Plus die Dube-Truppe, deren Augen vor Freude über den Erfolg glänzten. Vielleicht noch mal fünfhundert Leute. Also waren heute Morgen an diesem Aids-Tag insgesamt zweitausend Leute in der Halle.
Laut Statistik für unsere Provinz waren elf Prozent der Leute in-

fiziert. Das hieß, mehr als jeder Zehnte. Also zweihundert Leute hier im Saal. Zweihundert Leute in dieser Halle, randvoll mit Gelächter. Mindestens zweihundert Leute hier waren infiziert, ob sie's nun wussten oder nicht. Diese Zahl schwirrte mir durch den Kopf, während um mich herum jubelnder Applaus durch die Halle brandete.
Mindestens zweihundert Leute, in deren Blut sich das Virus Bahn brach wie eine Lawine und sie lautlos zerfraß! Auch sie standen da, mitten im Publikum, und jubelten Dube zu, der Truppe, die sie an diesem Sonntagmorgen so gut unterhalten, so herzlich zum Lachen gebracht hatte. Wie konnten sie nur?
Widerwillig und langsam räumten die Schauspieler ihre Requisiten von der Bühne und ging ab. Ich sah meiner Tante an, wie erleichtert sie war, als sie Miss Diko ein Zeichen gab. Jetzt erhob sich Miss Diko, um uns aufzustellen. Seltsam, diesmal tat sie es ohne zu lächeln und ohne ein Wort der Ermunterung. Sie schaute uns an, als hätte sie uns nie zuvor gesehen, als seien wir ihr völlig fremd. Akkurat aufgereiht, in fadem Blau wie immer, zogen wir seitlich an der Glastür vorbei, durch die das Sonnenlicht fiel, das unsere Schatten über unsere leeren Stühle trieb.
Bald würde Miss Diko genau durch diese Glastür nach draußen gehen, ganz allein, hinaus in die späte Morgensonne. Und ich würde sie nie wiedersehen. Jedenfalls nicht lebendig. Aber als wir auf die Bühne gingen, wusste ich das nicht. Mir saß der Ekel noch in den Knochen: Ekel vor dem Publikum und dem gedankenlosen Gelächter, Ekel vor mir selbst und meiner zwanghaften Opferzählerei. Als wäre ich irgendwie getrennt vom Rest meiner Gemeinde.
Wir standen bereit, in blitz-blauen Reihen, unter dem Aids-Transparent meiner Tante. Ich sah, wie sie eine ihrer Kolleginnen vom AEFG auf Precious aufmerksam machte. Auf mich deutete sie nicht, obwohl ja auch ich in der ersten Reihe stand.

Miss Diko hob ihre Hände. Ein kurzer Moment der Stille. Dann erklang Ebenezers Stimme hinter uns. Ohne zu zögern sang er die erste Zeile, sein Solo.

Come with me down Paradise Road …

Seine Stimme war tief, atemberaubend wie immer. Aber Miss Diko wirkte trotzdem nicht entspannt. Auch das konnte den besorgten, angespannten Ausdruck in ihrem zarten Gesicht nicht lockern.

This will ease and carry your load
This you must believe …

Unten in der ersten Reihe nickte die Lefafa im Takt. Sie schien sehr zufrieden mit uns. Ja, ihr Chor war der beste in der ganzen Provinz. Ja, der Pokal würde uns nach Meriting begleiten, am Freitag den Dreizehnten!

9

Freitag, 13. Dezember, das Klipdrift-Festival Draußen vor Klipdrifts Gemeindezentrum scharte die Lefafa uns um sich, während der Busfahrer den Reisebus parkte.

»Also, Kinder, wir sind tatsächlich überpünktlich hier angekommen. Deshalb gebe ich euch eine Stunde frei. Aber um Punkt sechs Uhr seid ihr wieder zurück. Sechs Uhr und keine Minute später, verstanden? Und macht euch nicht schmutzig, hörst du, Lesego? Und nascht nicht zu viel, falls ihr Geld bei euch habt. Hörst du mir zu, Samuel? Und Nomsa, du machst nachher den Appell für mich, um sechs Uhr. Hier an diesem Baum.«

Ich sagte: »Ja, Ma'am«, und erinnerte sie gar nicht mehr dran, dass ich Gaone hieß. Das war jetzt unwichtig. Jetzt zählte allein der Plan, der in meinem Kopf Gestalt annahm. Der Plan sollte meiner Schwester die Augen öffnen, ein für allemal. Das müsste doch zu schaffen sein.

Ich stand neben Precious, hielt sie am Arm, obwohl Ebenezer meterweit weg war. Er warf ihr einen seiner arroganten Blicke zu, und sein Ohrring schillerte in der Nachmittagssonne.

»Komm mit, Precious, ja?«, sagte ich. »Ich will zu Mamas Grab. Und du sollst mitkommen.«

Das war mein Plan. Zusammen mit meiner Schwester würde ich

an der letzten Ruhestätte meiner Mutter stehen und ein ernstes Wort mit Precious reden, offen und ehrlich. Ich würde über Aids sprechen und über die schreckliche Gefahr, die die Krankheit für sie, für uns alle bedeutete. Sie würde mir doch bestimmt zuhören, schweigend, aus Respekt für unsere verstorbene Mutter, und würde sich meine Worte merken? Und Ebenezer würde ich gar nicht erwähnen, ich würde die Situation ganz allgemein ansprechen. Schließlich ging Ebenezer nach unserem Auftritt heute Abend eh weg aus Meriting. Er könnte uns nicht mehr gefährlich werden. Ganz abgesehen davon sollte sich Precious ohnehin mit dem Thema befassen. Sie war so schön und so liebenswert. So viele Jungs – und Männer – stierten ihr hinterher, wenn sie irgendwo langging. Ich musste sicher gehen, dass Precious wusste, wie sie sich schützen könnte. Ich musste offen reden, egal wie peinlich es uns beiden wäre. Es war meine Pflicht. Ich hatte es unserer Mutter versprochen.

»Also gut, meinetwegen, Gaone«, meinte Precious ohne zu murren, obwohl Ebenezer sich jetzt seinem Freund TP widmete. Ich war froh, dass sie nicht zu streiten anfing. Schämte sie sich vielleicht ein bisschen, weil sie im Bus so dicht bei Ebenezer gesessen hatte? Wollte sie sich auf diese Weise entschuldigen?

Gemeinsam machten wir uns auf den Weg zu Klipdrifts riesigem Friedhof, gingen gemeinsam durch das hohe Eisentor. Folgten dem staubigen Pfad zwischen den Gräbern. Manche Gräber trugen sehr aufwändige Grabsteine und Blumen. Andere waren einfach mit einem nummerierten Holzkreuz versehen. Bald standen wir vor dem Kreuz mit der Nummer 1341. Es stand zwar schief, war aber wenigstens noch da, steckte tief genug in der roten Erde.

»Hier liegt Mama begraben«, sagte ich.

»Bist du sicher?«

Die Zahl und das Kreuz sind in meine Erinnerung eingebrannt. Diese Zahl und dieses Kreuz sind das Einzige, was mir von meiner Mutter geblieben ist. Aus dem Haus, in dem wir damals wohnten, hatte ich ja nichts mitnehmen können. Außer dieser einen Decke. Der Mann, der angeblich der Onkel meiner Mutter war, hatte uns ja ausgeschlossen, vor die Tür gesetzt. Dagegen getrommelt hab ich damals, gerufen und gebettelt, aber die Tür blieb verschlossen. Unsere Nachbarn stellten sich taub. Keiner kam uns zu Hilfe, auch nicht, als meine Mutter krank im Bett lag und ich mich allein um sie kümmern musste.

Doch, aus der Klinik kam manchmal eine alte Krankenschwester vorbei und wusch meine Mutter. Vorher scheuchte sie mich aus dem Zimmer. So was ist kein Anblick für kleine Mädchen, sagte sie. Sie brachte meiner Mutter frisches Obst mit, meist Orangen. Manchmal Bananen. Aber meine Mutter konnte das Obst ja nicht mehr essen, weil ihr Mund so wund war. So vergammelten die Orangen auf dem Nachttisch, und die Bananen wurden schwarz und matschig. Ich rieche sie heute noch, faule Bananen und Dettol.

Bei ihrer Beerdigung, nachmittags, im strömenden Regen, standen nur Precious und ich an ihrem offenen Grab, und ein sehr alter Pastor las unter seinem schwarzen Schirm aus der Bibel vor. Ich sehe den Schlamm noch in Mamas Grab fließen.

Bei uns gehen Kinder normalerweise nicht zu Beerdigungen. Das erspart man ihnen, man bringt sie zu Nachbarn, bis alles vorbei ist. Aber heute bin ich froh, dass uns kein Nachbar aufgenommen hat. So hab ich wenigstens diese letzte Erinnerung an meine Mutter.

Wenn ich eines Tages gut verdiene, bekommt ihr Grab auf dem Friedhof einen Stein. Nachts lieg ich manchmal wach und überlege, was draufstehen soll, damit die Leute erfahren, wie lieb sie als Mutter war.

Es gibt Erinnerungsbücher, hab ich gelesen – in Uganda, glaub ich. Dort machen HIV-infizierte Mütter Bücher für ihre Kinder, mit Fotos und Briefen und anderen Informationen, damit die Kinder sich eines Tages an ihre toten Mütter erinnern können. Schade, dass meine Mutter Precious und mir keins gemacht hat. Die einzigen Andenken, die wir jetzt haben, sind diese Zahl und dieses Kreuz, das nicht gerade stehen will. Auch die Decke existiert nicht mehr. Meine Tante hat sie verbrannt, draußen im Ölfass vor der Küchentür. Sie sei so dreckig, dass man sie nie wieder sauber bekäme, meinte sie, und außerdem könnten ja Bakterien drin sein.

»Okay, war das jetzt lang genug? Können wir jetzt gehen?«, fragte Precious. Ich sah ihr an, dass sie keine Lust mehr hatte. Sie erinnert sich überhaupt nicht an die Beerdigung.
Sie ging um das Grab herum, blieb auf der anderen Seite stehen und stemmte die Hände in die Hüften. Sie sah so schlank und so schön aus in ihrer Chorbluse und ihrem tiefbraunen Rock. Mir zog es das Herz zusammen, so lieb hatte ich sie. Precious war alles, was ich noch hatte.
»Precious, ich muss mit dir reden, hier am Grab deiner Mutter«, sagte ich. »Bitte, hör mir zu und versuch mich zu verstehen.«
Sie schickte mir einen ihrer genervten Blicke; ich ließ mich aber nicht unterbrechen. Bestimmt würde sie mir zuhören. Hier, an diesem besonderen Ort.
»Precious, ganz egal, was du glaubst, ganz egal, was unsere Tante sagt, die Wahrheit ist, unsere Mutter ist an Aids gestorben.«
Ich sah ihre Augen aufblitzen. »Das ist nicht wahr! Warum sagst du sowas? Es war TB. Das weißt du genau! Warum musst du alles hässlich und schrecklich machen? Immer machst du das, Gaone! Was ist bloß los mit dir? Du bist derart besessen von diesem Aidszeug, du kannst ja schon gar nichts anderes mehr denken!«

Ich verteidigte mich nicht. Ihre Reaktion war verständlich. Precious wollte sich nicht als Aidswaise sehen. Sie wehrte sich gegen dieses Stigma, auch in ihrer eigenen Vorstellung. Ich versuchte es anders.
»Precious, du bist alles, was ich noch habe, und ich hab Angst, dich zu verlieren. Ich mache mir solche Sorgen. Das kannst du mir doch nicht verdenken.«
Sie schien erleichtert, weil ich nicht länger darauf bestand, dass unsere Mutter an Aids gestorben war. Sie schüttelte den Kopf über mich und bekam sogar ein Lächeln hin.
»Gaone, um alles und jeden machst du dir Sorgen. Ich kenne niemanden auf der ganzen Welt, der sich so viele Sorgen macht wie du. Warum kannst du nicht einfach damit aufhören und anfangen zu leben, Schwesterherz? Genieß doch das Leben ein bisschen. Du benimmst dich schon wie eine alte Frau und bist noch nicht mal achtzehn!«
Wir waren nicht hierher gekommen, um meine Probleme zu besprechen. Also redete ich weiter, ohne auf sie einzugehen. Und natürlich rutschte mir Ebenezers Name raus. Ich konnte nicht anders. »Schau, ich weiß, dass du Ebenezer magst, und ja, er sieht cool aus und alles. Aber ich bitte dich, hier am Grab deiner Mutter, halte dich von ihm fern. Bleib weg von ihm. Du kennst doch die Geschichten über ihn. Du weißt doch von seiner Sugar-Mama. Er ist in Gefahr. Vielleicht hat er sich ja schon angesteckt. Ich sage ja nicht, dass er tatsächlich schon infiziert ist. Das behaupte ich nicht, okay? Aber vielleicht doch. Denk doch bloß an Sannah. Sie hat sich mit ihm eingelassen, und jetzt ist sie ein völlig anderer Mensch. Sie weint den ganzen Tag. Und hier auf dem Festival ist sie auch nicht, oder? Weißt du noch, wie sie letztes Jahr sogar auf Krücken zum Festival kam? Warum ist sie wohl jetzt nicht hier? Warum nicht, was glaubst du, Precious?«

Precious starrte jetzt auf ihre Schuhe, auf denen roter Friedhofsstaub lag. Aber wenigstens schrie und stritt sie nicht. Gab ihr das zu denken? Fand sie meine Worte zur Abwechslung mal vernünftig? Meine Anspannung legte sich. Ich fühlte mich bestätigt und redete noch offener mit ihr.

»Precious, du bist so schön. Du bist liebenswert. Was ist, wenn Ebenezer Sex will mit dir? Und weil du ihn so sehr magst, kannst du nicht widerstehen und lässt dich mit ihm ein? Ich will dich nicht beleidigen. Ich will damit nicht sagen, dass du ein schlechter Mensch bist. Ich bitte dich nur, Precious, bleib weg von ihm. Allein weil ich dich lieb habe, und weil ich nicht will, dass dir was zustößt. Verstehst du das?«

Jetzt wirbelte ein leichter Wind den roten Staub um uns herum auf. Auch der Horizont hinter Klipdrift färbte sich rot, als die Sonne langsam zwischen den Hügeln hinter der Stadt unterging.

Hier auf dem Friedhof, am Grab meiner Mutter, schrie meine Schwester mich plötzlich an. Das kam vor. Oft sogar. Aber so wie diesmal hatte ich sie noch nie schreien hören. Es hörte sich an, als würde ein Wirbelsturm den roten Staub um uns aufsammeln und mir ins Gesicht schleudern. Sie schrie, und alle Schönheit wich aus ihrem Gesicht. Ich erkannte meine Schwester kaum wieder. Ganz fremd war sie mir in diesem Moment. Sogar der Himmel schien sich zu verdunkeln.

»Ich weiß schon, Gaone, oh ja – ich weiß schon! Die ganze Geschichte hat gar nichts mit HIV oder Aids zu tun, was? Du willst bloß die Wahrheit dahinter verstecken. Und was die Wahrheit ist, das kann ich dir sagen – du bist eifersüchtig! Du denkst, ich krieg das nicht mit? Krieg ich doch – ich bin nämlich nicht blöd! Ich hab doch gesehen, wie du Ebenezer ansiehst, wenn du meinst, es merkt niemand. Du willst ihn haben, stimmt's? Du findest ihn viel aufregender als deinen blöden Freund, der immer nur dumm rum-

lacht. Du willst, dass Ebenezer dich mag. Dein ganzes Gequatsche über Aids ist bloß ein Trick, um mich von ihm wegzulocken. Du willst ihn für dich haben. Aber das kannst du dir abschminken. Er ist das Beste, was ich je hatte, und du nimmst ihn mir nicht weg! Also halt einfach die Klappe und lass mich in Ruhe!«
Sie drehte sich um und rannte zwischen den Gräbern hindurch zum Ausgang, hinaus durch das hohe Eisentor.

Ich stand am Grab meiner Mutter und atmete schwer, meine Hände zitterten. Wie konnte sie mir solche Sachen an den Kopf werfen? Solche Lügen? Daran glaubte sie doch wohl selbst nicht? Wie konnte sie die Wahrheit so verdrehen und sagen, ich sei eifersüchtig auf sie, ich wolle ihr wehtun?
Das war unfair. Das Einzige, was ich von Anfang an versucht habe war, für sie zu sorgen und sie zu beschützen. Damals, als wir hier in Klipdrift auf der Straße lebten, trieb ich erst Essen für sie auf, bevor ich selbst was aß. Ich sah zu, dass sie's warm hatte, selbst wenn ich die Nacht durch bibbern musste. Obwohl ich erst sechs war, waren mir ihre Bedürfnisse damals schon wichtiger als meine eigenen. Und das war nun ihr Dank dafür! Mein Lohn. Sie schrie mich an, machte mir Vorwürfe und drehte mir das Wort im Munde rum!
Mir kamen fast die Tränen. Es fehlte gar nicht viel. Und ich weine nicht bei jeder Kleinigkeit. Zum letzten Mal hab ich in der ersten Nacht geweint, in der unsere Tante uns zu sich nach Meriting geholt hatte, weil alles falsch roch und alles sich hart und rau anfühlte, sogar die Bettdecken, die sie uns gegeben hatte. Ich biss die Zähne zusammen. Nein. Ich wehrte mich gegen die Tränen. Bloß jetzt nicht zu heulen anfangen. Was, wenn ich nicht mehr aufhören könnte? Dann kam mir der seltsamste, ungewöhnlichste Gedanke – scheinbar wie aus dem Nichts.

Was geht mich das überhaupt an, fragte ich mich. Warum soll ich immer diejenige sein, die sich Sorgen macht, statt mein Leben zu genießen? In dem Punkt hatte Precious Recht. Ich war wie eine alte Frau, ständig in panischer Angst, dass irgendwas passieren könnte. Das stimmte. Ich verbrachte mein ganzes Leben damit, auf Precious zu achten, damit ihr nichts zustieß. Ich vergeudete viel Zeit mit Gedanken an sie und vergaß mich selbst dabei.

Also bitte! Ich würde mir ab sofort, von dieser Minute an, keine Sorgen mehr machen. Jetzt war Schluss! Ab jetzt konnte Precious tun und lassen, was sie wollte, gehen mit wem sie wollte. Wenn sie so dumm war, die Augen vor der Gefahr zu verschließen, dann war ihr eben nicht zu helfen!

Vielleicht täuschte ich mich ja auch in Ebenezer. Vielleicht waren Sannah und Gertrude ja nur böse, weil er sie so bitter enttäuscht hatte. Nichts ist trauriger als das! Aber auch sonst schien ja niemand sonderlich besorgt um sie, außer Miss Diko. Und Miss Diko gab es nicht mehr – vor allem, weil sie zu wenig für sich selbst gesorgt, zu wenig auf sich geachtet hatte, sich nicht vor allen anderen die Wichtigste gewesen war. Nein! Sie hatte sich viel zu sehr um andere Leute gekümmert, andere beschützt.

Was hatte sie nun davon? Steine, mit denen ihr jemand nachts auf dem Müllplatz den Schädel zertrümmert hat. Steine ins Gesicht, gegen ihren zarten Mund, der andere Menschen warnen wollte. Das war ihr Lohn! Also, meine Zeit der Panik hatte ab jetzt ein Ende. Ich würde nicht denselben Fehler machen wie Miss Diko. Ab jetzt war ich an erster Stelle.

Ich ging durchs Friedhofstor zurück zum Gemeindezentrum und sagte mir wieder und immer wieder, dass ich mir um Precious keine Sorgen mehr machen würde. Je länger ich drüber nachdachte, desto logischer und richtiger erschien mir das. Warum war ich nicht schon viel früher auf die Idee gekommen?

Inzwischen waren Chöre aus der ganzen Provinz eingetroffen. Sängergruppen in hellem Grün drängten vorbei an Choristen in warmem Orange, in Violett und Schwarzweiß und in leuchtendem Satinblau. Ich sah Monty und seine Freunde an dem Baum, den die Lefafa bezeichnet hatte. Ich ging zu ihnen, lachte und quatschte, verdrängte meinen Ärger und meinen Schmerz, schob ihn beiseite, tief in mich hinein, damit ich Montys lustige Bemerkungen genießen konnte, die wachsende Aufregung des Wettbewerbs, das farbenfrohe Gewimmel von Choruniformen um mich herum.

»Ich will Spaß haben«, sagte ich mir. »Ich bin schließlich auch jung. Warum meine Zeit verschwenden und mich um Leute sorgen, die gar nicht umsorgt werden wollen?«

In diesem Moment sah Monty mich an; er schaute mir direkt in die Augen. Ein langer, verstohlener, ernster Blick. Monty hatte sich von Tebogo und den anderen abgewendet. Es war kein Lachen in seinen Augen. Nicht eine Spur. Hatte ich mich in ihm getäuscht, als ich dachte, er wüsste nicht zu unterscheiden, wann Lachen angebracht war und wann man es besser bleiben ließ? Ich erwiderte seinen Blick. Jetzt war ich diejenige, die schmunzeln musste. Ich konnte gar nicht anders. Bei dem Gedanken an später, nach dem Festival, wenn wir alle wieder sicher in Meriting wären.

Vielleicht würden wir vom Parkplatz vor der Sporthalle aus alle gemeinsam zu Fuß nach Hause gehen, Monty und seine Freunde, Neo, Precious und ich. Und dann könnten Monty und ich ein bisschen langsamer gehen, könnten uns zurückfallen lassen, um auf der nächtlichen Straße fast allein zu sein. Das würde richtig gut werden. Ganz anders als bei der Schuldisco. Ja. Ich war nämlich jetzt ein anderer Mensch: ohne Angst, ohne Sorgen.

Jetzt war es sechs Uhr, und die Lefafa stellte uns auf, damit wir gemeinsam hineingehen konnten. Nicht ein Mal hatte ich geschaut, ob Precious wieder hier war. Kein einziges Mal!

»Hast du den Appell gemacht, Nomsa?«, fragte die Lefafa.
Ich schüttelte den Kopf und schämte mich nicht mal. Klar und deutlich sagte ich: »Ich heiße nicht Nomsa, Madam. Ich heiße Gaone.«
Ich sah ihr an, wie überrascht sie war und lächelte im Stillen. Ja, das war der Anfang einer ganz neuen Gaone. Warum sollte ich immer die Vernünftige sein, für alles zuständig und verantwortlich - Namen aufrufen, Mr. Tahlas Terminplan ausfüllen – wenn unsere Chorleiterin sich nicht mal die Mühe machte, mich mit meinem richtigen Namen anzusprechen?
»Wo ist Precious?«, fragte die Lefafa, während die Sopranisten sich aufreihten.
Ich zuckte die Achseln. Was ging es mich an, wo Precious war? Hier hatte die Lefafa die Verantwortung, nicht ich.
»Und Mpho? Und Ebenezer, Kinder? Wer hat Ebenezer gesehen?«
Nein, sagte ich mir, keine Panikreaktion jetzt, weil beide, Precious und Ebenezer fehlten. Sie fühlte sich gut an, diese neue Sorglosigkeit. Auch ein seltsames Gefühl. Schade, dass ich nicht schon früher drauf gekommen war.
Sie kamen ein paar Minuten zu spät, Mpho und Precious und Ebenezer, und Precious und Ebenezer gingen so dicht nebeneinander her, dass ihre Arme sich berührten. Aber ich drehte mich weg, kehrte meiner Schwester den Rücken zu, schaute sie nicht mal an, um zu sehen, ob ihre Blicke mir irgendwas sagen wollten. Ich wandte mich ab und sprach mit Neo neben mir in der zweiten Altistenreihe.
»Was meinst du, Neo? Ob wir den Pokal auch diesmal wieder gewinnen?«
Neo starrte an mir vorbei, in die Richtung, wo meine Schwester sich an ihren Platz in der ersten Reihe zwängte. »Was macht deine

Schwester denn mit Ebenezer?«, wollte Neo von mir wissen. »Wieso lässt du das zu, Gaone? Du solltest ihr verbieten, mit Ebenezer irgendwo hinzugehen.«
Ich lachte. Normalerweise riet Neo mir, doch alles ganz locker zu nehmen. Und jetzt entdeckte ich die Freuden der Lockerheit ganz von allein. Nichts sollte mir je wieder soviel Düsterkeit und Angst bereiten. Nie wieder!
Ich musste lachen, weil Monty die Lefafa jetzt auf den Arm nahm, auf seine ganz typische Art, ohne frech oder unhöflich zu klingen. Aber der Lefafa war nicht nach Scherzen zumute.
»Lass deinen Unsinn, sofort, Winston Montaneko«, herrschte sie ihn an. Sie ist die Einzige, die Monty bei seinem richtigen Namen nennt. »Jetzt ist keine Zeit für Späße. Jetzt heißt es ernst sein!«
Resolut richtete sie sich unter ihrem braunen Riesenturban auf und führte uns durch die mächtigen Glastüren des Gemeindezentrums von Klipdrift. Und wir marschierten in die Halle, ordentlich in Reih und Glied, braun und cremefarben. Die Halle war beeindruckend groß, viel größer als die Sporthalle von Meriting. Zwischen den riesigen Transparenten aus jedem Bezirk nahmen die Leute schon ihre Plätze ein. Unser dunkelbraunes Banner hing ganz vorne, weil wir den Wettbewerb letztes Jahr gewonnen hatten.
Wir setzten uns hin und ich sagte mir, dass jetzt nur eines wichtig war: dieser Wettbewerb. Ich würde mein Allerbestes geben, auch wenn ich nur in der zweiten Reihe stand. Ich wollte wirklich jeden Akkord genießen: *Gloria, Mangwane, Where e'er you walk.* Jeden einzelnen Ton, der in der Luft um mich herum flimmern und mir die Brust blähen würde, wollte ich genießen, bis für nichts anderes mehr Platz war.
Ach, wie gut das tat, dieses Gefühl, jung und frei und Mitglied im besten Chor der Provinz zu sein! Wir würden den Pokal ho-

len, daran bestand überhaupt kein Zweifel! Ich konnte es kaum erwarten, in Klipdrifts Gemeindezentrum auf der Bühne zu stehen: mein neues Ich. Angstfrei, sorgenfrei: ich.
Ja, diesmal wäre alles anders als bei unserem letzten Auftritt mit *Paradise Road* am Welt-Aids-Tag in Meriting, an dem alles so schief, so hässlich und so herzzerreißend traurig gelaufen war.

10

Sonntag, 1. Dezember, Welt-Aids-Tag, Gedenkfeier

Come with me to Paradise skies
Look outside and open your eyes …

Unter dem Aidstransparent meiner Tante sprudelten die schönen Worte von Miss Dikos Aidslied hervor. Sie strömten ins Publikum in der Sporthalle, sauber, kraftvoll und klar, und erreichten sogar die Männer, die an der hinteren Hallenwand lehnten. Getragen wurden sie von Klängen, die so rein und perfekt waren, wie ich sie in all den Jahren im Chor nie gehört hatte. Wir trafen unsere Zuhörer mitten ins Herz. Das spürte ich, obwohl ich mich auf Miss Dikos kleine Hände konzentrierte, die vor lilafarbenem Hintergrund ihre zarten Muster webten.

Der Jugendchor von Meriting hat schon bei vielen, vielen Veranstaltungen an verschiedenen Orten gesungen. Aber dieser Morgen, dieser Aids-Tag, war etwas ganz Besonderes.

Nicht die kleinste Unsicherheit, kein falscher Ton, obwohl unsere Chorleiterin kaum noch bei der Sache schien. Warum war sie immer noch so nervös? Merkte sie denn nicht, dass wir alles haargenau so machten, wie sie es mit uns eingeübt hatte? Selbst wenn sie mit dem Rücken zum Publikum stand, spürte sie denn nicht, wie tief die Leute von unserer Musik berührt waren?

There's a woman waiting, weeping
And a young man nearly beaten
All for love …

Als wir unseren ersten Refrain sangen, schwiegen die Leute im Saal. Reglos, aufmerksam und absolut ruhig. Das gedankenlose Gelächter, mit dem sie die Theatertruppe bedacht hatten, war verstummt, schien nie gewesen. Jetzt herrschte nur noch nachdenkliche Stille. Sogar die Kinder in den Gängen hatten aufgehört, miteinander zu flüstern oder an ihren Schuhen zu fummeln.

Zum ersten Mal schien mir am Morgen dieses Aidstages alles zu stimmen. Ich hatte das Gefühl, alle Gedanken hier im Saal konzentrierten sich auf diese schreckliche Krankheit, auf all die Menschen, die so sinnlos ihr Leben gelassen haben, auf die Tragödien zerrissener Familien und darauf, wie dringend man verhindern muss, dass Aids weiter wütet.

Eine solche Kraft kann von Musik ausgehen, wenn alle anderen Mittel versagen. Deshalb bedeutet mir Musik auch so viel. Und am Morgen dieses Aidstags war sie mir wichtiger als alles andere.

In der Schulbücherei stieß ich mal auf einen Leserbrief in einer Zeitung. Der Brief hat mich derart gepackt, dass ich Mrs. Johnson, unsere Bibliothekarin, gebeten habe, ihn mir zu fotokopieren.

In kurzen Worten stand dort: »Damals, im Zweiten Weltkrieg, haben 6 Millionen Juden ihr Leben in den Konzentrationslagern verloren. Diese entsetzliche Katastrophe ging unter dem Namen Holocaust in die Geschichte ein. Eine passende Bezeichnung für eine Tragödie dieses Ausmaßes.«

Ich wusste, wovon in dem Brief die Rede war. Unser Geschichtslehrer, Mr. Matswe, hat uns alles über die Konzentrationslager erzählt, über das große Leid und die vielen Menschen, die dort sterben mussten.

»Aber hier in Afrika haben bis zum jetzigen Augenblick«, so ging der Brief weiter, »dreiundzwanzig Millionen Menschen ihr Leben durch Aids verloren. Und gewiss werden noch viel mehr Menschen sterben. Welchen Begriff verwenden wir dann? Welches Wort beschreibt auch nur annähernd das absolute, bisher beispiellose Grauen einer solchen Seuche? Welches Wort kann das immense Ausmaß von Leid und Verlust ausdrücken, das diese Pandemie unserem Volk beschert? Wie, im Namen all dessen, was uns heilig ist, wollen wir das nennen?«

Als ich dort oben auf der Bühne stand, die harmonischen Klänge um mich herum, die Augen aller Zuhörer auf uns gerichtet, da hatte ich dasselbe Gefühl wie damals, als ich den Brief in der Zeitung las. Die Leute nahmen Anteil. Die Leute wussten, was auf dem Spiel stand und fühlten den Schmerz anderer Menschen mit. Niemand tat so, als sei Aids kein Problem oder nicht ihr Problem. Oder als bekämen Aids nur Leute, die's verdienten hatten.

Dennoch war, wenn ich Miss Diko ansah, noch immer kein Fünkchen Freude oder Stolz in ihren Augen. Sie starrte an der letzten Bassistenreihe vorbei, über alle Köpfe hinweg, starrte auf das Transparent und die blutroten Worte, die meine Tante gemalt hatte: MERITING MUSS AIDSFREI BLEIBEN. Miss Dikos Hände hatten jetzt endgültig die Kontrolle verloren, sie flatterten auf und ab wie kleine Vögel mit gebrochenen Flügeln. Als die zweite Strophe anfing, waren wir uns selbst überlassen, mussten diszipliniert alleine den Takt halten. Gut, dass Miss Diko in den letzten Wochen so viel mit uns geübt hatte, als sie sich noch konzentrieren konnte. Als sie uns erklärte, wie wichtig, wie absolut wichtig dieses Lied war.

Take my hand down Paradise Lane
Away from heartache without any pain
I know 'cause I've been there …

In einem Decrescendo ging unser Aidstagslied leise zu Ende. Als unser Schlussakkord sanft verhallt war, herrschte für einen Moment absolute Stille im Saal. Der Text von *Paradise Road* schien das Publikum so tief berührt zu haben, dass niemand zu einer Reaktion fähig war. Die Stille hing in einem Raum, der von der Zeit völlig losgelöst schien.

Und dann brach ohrenbetäubender Applaus los. Die Leute aus Meriting standen auf und klatschten und jubelten und es sah aus, als tanzten überall in der Halle die roten Schleifen im gleichen Takt und für den gleichen Zweck.

Auch meine Schwester war gerührt. Ich schaute unauffällig hinunter in die erste Sopranistenreihe, und da stand sie, starrte über die Köpfe der Leute hinweg ins Leere. Vielleicht, dachte ich, vielleicht war die Botschaft ja auch bei ihr angekommen. Vielleicht war jetzt endlich auch ihr klar, wie schrecklich gefährlich und wie schrecklich tragisch HIV war.

Wir standen stramm, wie wir's eingeübt hatten, und warteten auf Miss Dikos Handzeichen zum Rechtsum. Stattdessen aber schaute sie wieder nach oben, auf das Transparent meiner Tante. Und dann kehrte sie dem Chor den Rücken und ging direkt ans Podium, ließ uns auf der Bühne stehen, ordentlich in Reih und Glied, in fadem Dunkelblau. Sie nahm das Mikrofon in ihre kleinen Hände.

Das kam überraschend. Keiner im Chor war darauf vorbereitet. Aber ich dachte, vielleicht sagt sie dem Publikum einfach ein paar Worte über Anneline Malebo. Uns hatte sie ihr Lied ja auch erläutert.

Ich hatte Recht. Zumindest begann sie so. »Miss Malebo, die Dame, die dieses Lied als Erste gesungen hat, wurde vergewaltigt und zog sich so das Virus zu«, sagte Miss Diko.

Die Leute setzten sich wieder hin und nickten teilnahmsvoll. Man hatte von solchen Fällen ja gehört: eine unschuldige Frau, angesteckt.

»Und sie hat über ihren Zustand offen gesprochen, live, im Fernsehen. Sie ließ alle Leute sehen, wie Aids aussieht, wenn es voll zum Ausbruch gekommen ist. Sie hat ihre Krankheit nicht geleugnet.«

Mehr Menschen im Saal nickten zustimmend. Aber Miss Diko hatte noch mehr zu sagen. Sie drehte sich nicht wieder zu uns um und gab auch kein Handzeichen, damit wir rechtsum von der Bühne abgingen. Nein.

Stattdessen sagte sie übers Mikrofon, so dass ihre leise Stimme in der ganzen Halle zu hören war: »Verehrte Gäste, meine Damen und Herren, ich muss noch mehr sagen, heute, ausgerechnet heute. Ich hoffe, Sie werden mir vergeben. Ich möchte nur sicher sein, dass jeder junge Mensch hier genau weiß, wie Aids übertragen wird. Und wie man sich schützen kann.«

Jetzt gab es leichtes Stirnrunzeln im Publikum, die Leute schauten in ihr AEFG-Programm, auf dem die junge Lehrerin, die sich da an sie wandte, gar nicht erwähnt war. Ich sah, wie meine Tante dem Moderator heftige Zeichen gab und wie der sich halb von seinem Stuhl erhob.

Aber Miss Diko sprach weiter und erklärte in klaren, präzisen Worten, wie Aids übertragen wird. Sie benutzte Begriffe, die man in dieser Halle noch nie gehört hatte, Wörter, die in unserer Stadt nie zuvor über Lautsprecher gesagt worden waren.

Der Moderator setzte sich wieder hin, wischte sich mit seinem Taschentuch den Schweiß vom Gesicht. Die Leute flüsterten jetzt miteinander. Ich wusste genau, was sie sich zuraunten: dass diese junge Frau nicht hier nach Meriting gehörte, die sich groß tat mit ihren Stadtgewohnheiten und nicht das kleinste bisschen Respekt hatte. Wie konnte der Direktor nur so dumm sein sie einzustellen?

Ich war mir sicher, jetzt erinnerten sie sich gegenseitig an andere Sachen, die Miss Diko früher in der Schule gesagt hatte. Ich konnte sie fast wörtlich hören.

»Ja, und was sie zu den Achtklässlern gesagt hat? Haben Sie das gehört, damals? ›Nein, sag mir nicht, was deine Eltern glauben. Was du glaubst will ich hören‹. Ja, das hat sie gesagt! Als wüsste ein Achtklässler, was er glauben soll.«

»Genau, und was hat sie ihren Englischschülern immer eingebläut? ›Nachfragen, nachfragen, nachfragen!‹, hat sie gesagt. ›Nehmt nicht einfach hin, was andere sagen, ohne euch eure eigenen Gedanken zu machen‹. Was soll das? So bringt sie den Kindern doch nur respektlosen Umgang mit ihren Eltern bei. Und nun hören Sie sich den Dreck an, den sie da von sich gibt!«

Vom Tisch der Ehrengäste stand jetzt der betagte, geliebte Rre Gilika auf und humpelte aus der Halle. Aus seiner Haltung sprach unverkennbar Empörung. Auch andere ältere Leute standen auf und gingen. Die Choristen um mich herum wurden unruhig. Ein paar Sopranistinnen unterdrückten verschämt ihr Kichern.

Doch auch davon ließ sich Miss Diko nicht bremsen. Sie sprach jetzt schnell, wie unter Zeitdruck. Der Chor stand noch immer auf der Bühne, die meisten von uns starrten entweder auf die Schuhe oder auf den Bühnenboden.

»Und, ihr jungen Leute, lasst euch nicht täuschen. Sex ist ein mächtiger Instinkt in jedem Einzelnen von uns. Ein Trieb, der stärker sein kann als Hunger. Er lässt sich nicht einfach ignorieren.«

Aus der letzten Reihe rief jemand: »Runter von der Bühne, du Hure. Geh zurück auf die Straße, nach Kapstadt, wo du hingehörst!«

Aber Miss Diko war noch immer nicht fertig. Eine Sache musste sie noch loswerden. Und das – dieser letzte Teil – war der schlimmste, erschütterndste Teil ihrer Rede. Ich hörte ihr zu und hatte das Gefühl, jemand hämmert mir Nägel in Kopf und Herz.

Nein! Unmöglich! Was sie da sagte, durfte einfach nicht wahr sein! Ich konnte, ich wollte ihr einfach nicht glauben. Es war unerträglich! Ich bekam vor Schreck weiche Knie und musste mich auf die Altistin neben mir stützen, um nicht umzukippen. Alle Choristen um mich herum seufzten vor Entsetzen laut auf.

Mr. Daniel Lefafa stand von seinem Stuhl in der dritten Reihe auf und stürzte mit lauten, wütenden Schritten aus der Halle. Auf seinem Weg nach draußen nickten ihm Leute teilnahmsvoll zu, angesichts dessen, was er da durchmachte, angesichts dieser Demütigung.

Aber jetzt war es fast vorbei. Miss Diko sprach ihre letzten Sätze. »Ich schäme mich nicht. Wenn das, was ich hier gesagt habe, auch nur einem jungen Menschen das Leben rettet, dann war's mir das wert.« In dem Augenblick wurde mir klar, dass Miss Diko der mutigste Mensch war, dem ich je begegnet bin.

Sie legte das Mikrofon aus der Hand, mit so herzzerreißend anmutigen Bewegungen. Den Kopf hoch über ihre Perlmuttknöpfe erhoben, ging sie über die Bühne und die wenigen Stufen hinab. Sie stieß die gläserne Seitentür auf und trat hinaus in die glühende Mittagshitze, weg von den hasserfüllten Blicken und dem Geflüster. So sah ich sie zum letzten Mal lebend, unsere nette Chorleiterin, die mich in die erste Altistenreihe geholt hat.

Wie ein wilder Haufen gingen die Choristen von der Bühne und wieder an ihre Plätze. Als ich die Stufen runterstolperte, sah ich die Bo Mma Zwillinge. An der Seitenwand standen sie, dicht beieinander. Es sah aus als ob sie lautlos lachten, weil man ihr zahnloses Zahnfleisch sehen konnte, das hinter ihren faltigen Lippen dunkel zum Vorschein kam. Die gebeugten Schultern unter ihren Putzkitteln schüttelten sich in klammheimlicher Schadenfreude.

Da hörte ich Ebenezers bissige Bemerkung zu seinem Freund TP: »Blöde Hure! Die hat's nicht besser verdient.«

Ich sank in meinen Stuhl, noch immer ganz benommen, meine Kehle war trocken, meine ganze Brust war voll von diesem Schock und von abgrundtiefer Traurigkeit. Wieder und immer wieder gingen mir Miss Dikos Worte durch den Kopf und ich wusste, ich würde sie nie mehr zum Schweigen bringen können.
Die Frauen vom AEFG stimmten ein Kirchenlied an, die Kirchenmitglieder in der Halle fielen ein und füllten die Luft mit vertrauten, tröstlichen Klängen, bis auch der allerletzte Misston von Miss Dikos Rede weggewaschen war.
Nur wenig später ging das AEFG-Programm weiter, Punkt für Punkt, schön der Reihe nach. Das Schlussgebet von Pastor Autlwetse folgte mit ungewöhnlich großer Verspätung. Aber das kümmerte wohl niemanden mehr.

»Wie konnte sie es wagen? In meinem ganzen Leben hab ich aus dem Mund einer jungen Frau nicht so viel Schmutz kommen hören! Wie aus der Gosse.« Mittlerweile waren wir wieder zu Hause in der Küche, und meine Tante kochte vor Wut. Sie hob ihr Tranchiermesser weit hoch und ließ es mit voller Wucht auf die Spinatblätter krachen, die sie fürs Abendessen zerhackte. »Als Lehrerin für junge Menschen ist sie vollkommen ungeeignet. Sie gehört gefeuert. Dass muss ich in meinem Ausschuss besprechen.«
Zack! Wieder krachte das Messer aufs Hackbrett auf dem Küchentisch. Die rote Schleife neben dem AEFG-Anstecker bebte unter der Wucht ihrer Bewegung.
Ich saß tief über meine zu schälenden Zwiebeln gebeugt und sagte noch kein Wort zu Miss Dikos Verteidigung. Nichts! Ich bin feige, ich weiß. Ich bin nicht so mutig wie sie es war.

11

Freitag, 13. Dezember, Klipdrift Festival An diesem Freitag dem Dreizehnten haben wir abends den Pokal gewonnen. Kein anderer Jugendchor in der ganzen Provinz war auch nur annähernd so gut wie wir, was Harmonie, Bewegung, Ausdruck, Geschlossenheit oder Perfektion anging.

Die Lefafa strahlte übers ganze Gesicht, vor Freude über unsere Leistung und den Erfolg, als wir wieder in unseren Luxusbus kletterten. Sie gratulierte jedem Einzelnen. »Gut gemacht, Mpho … Das war hervorragend, Itumeleng … Du warst wunderbar, Pako … Du auch, Ebenezer …«

Auch mir gratulierte sie, als ich im Gewimmel aus Braun und Beige hinter Neo herstolperte. »Du warst großartig, Gaone«, sagte sie und ich schmunzelte, weil sie sich endlich meinen Namen gemerkt hatte.

Ich stieg tatsächlich mit einem wunderbaren Gefühl im Bauch in den Bus, ich war voller Zuversicht. Künftig würde mir nichts je wieder Sorgen machen. Nichts! Ich schaute nicht mal nach, wo Precious saß, bevor ich an einem Sitz entlang auf den Fensterplatz rutschte. Ich war stolz auf meine Selbstbeherrschung. Wo Precious saß, dachte ich, war ihre Sache. Mit wem sie saß, konnte sie sich selbst aussuchen. Es war schließlich ihr Leben. Ich musste mein eigenes Leben leben, mein neues sorgenfreies Leben!

Als der Bus den Parkplatz verließ, hingen Jungs aus jedem Fenster, johlend und singend. »Wir sind die Champions, wir, ja wir, ja wir!«

Die Lefafa hörte unter ihrem tiefbraunen Turban gar nicht auf zu strahlen. Sie ließ sogar die Jungs gewähren und sagte nicht, ›zieht eure Köpfe ein, das ist zu gefährlich‹.

Ich saß neben meiner Freundin Neo und beobachtete, wie die Lichter von Klipdrift langsam verblassten und bald nur noch dunkles Ackerland zu sehen war. Ich nahm mir vor, meine Lebenseinstellung zu ändern. Ich wollte üben, ein Leben zu leben, in dem nicht jede wache Minute überschattet war von Angst, von Sorge, von Panik. Und das tat so gut! Es ging gar nicht darum, mich zu zwingen, nicht an schreckliche Dinge wie HIV oder Aids zu denken. Ich musste sie einfach nur neu denken. Ohne, dass mir die Luft wegblieb und sich mir der Magen umdrehte. Endlich ohne diesen dauernden, übermächtigen Zwang dahinter. Ich stellte mir gleich eine Aufgabe, um zu sehen, ob ich tatsächlich umdenken konnte.

Was, so überlegte ich, wenn Schwester Thebe vom Untersuchungszentrum über einen bestimmten Jungen Bescheid wusste? Was, wenn er sich in ihrem Zentrum hatte testen lassen, als einer ihrer wenigen Kunden, während sie dasaß und strickte, und sie genau wüsste, dass er positiv ist? Und was, wenn eine ihrer Enkelinnen den Typ mochte? Wie würde sie damit umgehen? Gesundheitsbeamte dürfen doch Patientendaten nicht preisgeben, oder? Was würde Schwester Thebe in einer solchen Situation also machen? Wie würde sie sich richtig verhalten? Eine knifflige Frage. Sollte sie schweigen, weil sie beruflich dazu verpflichtet war? Oder sollte sie ihre Enkelin warnen, weil sie gegenüber ihrer Familie auch eine Pflicht hatte?

Ich kam ganz gut zurande mit meiner Aufgabe. Es tat gut, zur

Abwechslung mal ruhig und vernünftig über Aids nachzudenken, wie über eine Matheaufgabe oder eine Frage in einer Geschichtsarbeit. Das war der Beweis dafür, dass ich mir über HIV und Aids Gedanken machen konnte, ohne gleich auszuflippen. Ich strahlte mein Spiegelbild in der Busfensterscheibe an und war zufrieden.
Neos Stimme übertönte das Rauschen der Autoreifen auf dem Asphalt. »Gaone! Gaone, hast du gesehen, wo deine Schwester sitzt? Da, ganz hinten in der letzen Reihe! Bei Ebenezer.«
Ich drehte mich um, wollte über meine Schulter schauen. Aber ich bewegte mich langsam, ganz ohne Hektik, rang die Panik nieder, die mich schon wieder packen wollte.
»Und?«, fragte Neo. Ich sah ihr an, dass sie sich über mein Verhalten wunderte. »Sollen wir nach hinten gehen und sie holen? Sie kann sich ja hier zu uns setzen.«
Ich zuckte die Achseln. »Sie ist alt genug zu wissen, was sie tut. Es ist schließlich ihr Leben.«
Neo machte ganz große Augen vor Erstaunen. »Das meinst du doch nicht ernst? Du kannst sie doch nicht sich selbst überlassen. Du musst was unternehmen. Was ist los mit dir? Spinnst du jetzt total oder was?«
Darüber musste ich ein bisschen lachen. Noch vor wenigen Wochen, bei der Schuldisco, hatte Neo mir gesagt, entspann' dich, mach dir nicht so viele Sorgen um deine Schwester, als Precious mit dem Typen aus der Abiklasse verschwunden war. »Hier wird gefeiert, Gaone! Hör auf, dich zu stressen, amüsier dich lieber!«, hatte sie mir befohlen und mich entschlossen angeschaut, mit ihrem runden, molligen Gesicht.
Jetzt tat sie ihr Bestes, um mich zu stressen! Langsam und gelassen wandte ich mich wieder dem Fenster und der beruhigenden Dunkelheit draußen zu.

Die Schuldisco neulich abends. Der totale Horror! Der peinlichste Abend meines Lebens, dachte ich damals. Und das nicht nur wegen Precious, obwohl das allein schon schlimm genug war. Nein, es lag auch an dem, was zwischen Monty und mir passiert ist.
Der Abend hatte so schön angefangen. Wir hatten alle Prüfungen hinter uns, und die Stimmung in der Aula war super. Der beste DJ von Radio Northern Border legte Spitzenhits auf, sie dröhnten in voller Lautstärke aus seinen Riesenboxen. Und wir mittendrin, ein warmer, fröhlicher Kreis, in dem wir alle zusammen tanzten: ich und Neo und Monty mit seinen Freunden, und Precious mit ihren Freunden. Monty tanzte immer wieder auf mich zu und flüsterte mir ins Ohr: »Du siehst super aus heut Abend, Gaone«, oder »Du bist die Süßeste von allen hier.« Jedes Mal, wenn er mir nahe kam, schlug mein Herz schneller, und ich sehnte mich immer mehr nach ihm.
Nur eines störte mich dabei leicht und verdarb mir die Freude. Mein Schwesterherz schielte nämlich verstohlen nach ein paar Typen aus der Abiklasse, die an der Wand neben einem der Lautsprecher rumhingen. Was wollte sie denn mit Typen aus der Abiklasse? Precious von Jungs umringt zu sehen war ja nichts Neues für mich. Das waren allerdings meist Jungs aus ihrer Klasse, Gleichaltrige. Aber Abiturienten, nein. Die waren zu alt für sie, zu erfahren, zu wild. Vor allem das Grüppchen drüben am Lautsprecher! Mit denen wäre Precious verloren. Ich sah sie warnend an und war froh, als sie den Typen den Rücken kehrte und weiter tanzte, zwischen Mpho und Shalani.
Monty kam mir wieder ganz nahe. »Heiß hier drin«, sagte er und zog die Brauen hoch. »Gehen wir nach draußen?«
Natürlich war mir klar, was er wirklich meinte. Ich wusste, mit der Temperatur in der Aula hatte das nichts zu tun. Aber ich ging bereitwillig hinter ihm her, hielt mich an seinem Arm fest. Ich ging

ja mit Monty: dem lieben, guten, lustigen Monty. Kein Grund zur Beunruhigung.
Er führte mich über den Spielplatz in die dunkle Ecke unter der Treppe zum Schullabor. Das Herz schlug mir bis zum Hals, so aufgeregt war ich. Mein erster richtiger Kuss! Von dem Jungen, den ich auf der ganzen Welt am liebsten mochte, von dem Jungen, der mir immer das Gefühl gab, das Leben kann gut und leicht und einfach sein! Er umarmte mich. Und war mir so, so nah.
Was ich fühlte war so ungewohnt, so wunderbar! Mein Herz schlug schneller und immer schneller, bis es fast explodierte. Mein Blut schien sanft durch meine Adern zu treiben wie ein verträumter Fluss durch flaches Land. Und jetzt erst erkannte ich den Sinn in so vielen Dingen: in den Liebesgeschichten, die ich gelesen hatte, in den Filmen, die ich mir bei Neo im Fernsehen angeschaut hatte, sogar in den Gedichten, die Miss Diko uns beibrachte. Sonette, wie sie sie nannte. Davon – davon – handelten sie also. Das war also damit gemeint! Und alles war wahr.
Nur wir zwei dort im Dunkeln unter der Treppe. Monty beugte sich zu mir, wollte mich küssen. Jetzt war er nicht mehr der Komiker, kein sorgloser Spaßvogel mehr, der diesen Moment ruinieren würde. Ich schloss die Augen.
Es war ein schwerer Fehler, die Augen zu schließen. Hinter meinen geschlossenen Augen sah ich von allen Seiten urplötzlich ganz scheußliche Bilder auf mich einstürmen. Krankheit und Tod, vertrocknete Arme, spindeldürr, eingefallene Gesichter, wie Totenköpfe. Und hinter den Bildern hörte ich die grausigen letzten Schreie meiner Mutter, unvollständige Worte, sinnlos, wirr.
Wie ein Alptraum war dieser Augenblick, der schrecklichste Horror, der mich noch lange verfolgen wird. Ich stieß Monty mit aller Kraft weg. Ich schrie ihn an, schrie ihm entsetzliche Sachen ins Gesicht. Als ob er mich hatte vergewaltigen wollen.

Ich rannte zur Aula zurück. Precious! Ich musste Precious finden! Ich musste sie hier rausholen und in Sicherheit bringen, nach Hause. Aber sie war nirgendwo zu sehen. Meine Schwester war verschwunden. Ich fasste Neo am Arm.
»Wo ist Precious? Wo ist Precious hin?«
Neo lachte, sie sah gar nicht, in welcher Verfassung ich war. »Sei doch mal locker, Gaone! Weit kann sie nicht sein. Warum sorgst du dich dauernd um deine Schwester? Amüsier dich, Mädchen. Na los, jetzt wird gefeiert! Geh wieder zu Monty.«
Ich hastete wieder nach draußen, diesmal durch die Tür gegenüber, vorbei an den Leuten am Tisch mit den Kaltgetränken. Ich rief meine Schwester. Neo kam hinter mir her, redete immer noch auf mich ein, bleib locker, du bist doch noch jung, du hast schließlich auch ein bisschen Spaß verdient. Und Monty war ihrer Ansicht nach total süß und perfekt für mich.
Endlich fand ich Precious, am anderen Ende des Fußballplatzes, halb verdeckt von ein paar Bäumen. Sie war nicht allein. Natürlich war sie nicht allein. Ein Typ aus der Abiklasse hatte sie in den Fängen, lag neben ihr am Boden, die Hand schon halb unter ihrem T-Shirt. Er sorgte doch immer für Ärger, war einer von den Schlimmsten, einer der wildesten Typen an der Schule: in einer Jugendgang, die in den Drogenhandel an unserm Schultor verwickelt war. Mindestens zwei Schulverweise hatte er sich schon eingehandelt. Mir drehte sich der Magen um. Es war wirklich zum Kotzen.
Ich war außer mir vor Zorn. Aus Leibeskräften rief ich nach Precious; mir war völlig egal, wie peinlich ihr das war. Der Typ drehte sich weg von ihr.
»Precious, wir müssen nach Hause. Sofort! Wir sollen um elf zuhause sein. Also komm jetzt!«
Das war natürlich erfunden. Freitags war unsere Tante abends

bei ihrem AEFG. Der hielt seine Versammlungen immer in meiner Klasse ab, hinter Vorhängen aus Zeitungspapier, in dem Bau, der von der Aula und dem Discolärm am weitesten weg lag. Diese AEFG-Treffen dauerten immer bis in die frühen Morgenstunden. Unsere Tante merkte nie, wann wir nach Hause kamen.
Aber Precious gab keine Widerworte. Mein Geschrei hatte also gewirkt. Sie stand auf, klopfte sich den Sand von den Jeans, hielt den Kopf gesenkt. Der Abityp verzog sich wortlos, schaute sie nicht mal mehr an.
Neo stand natürlich dabei und sah mit großen Augen aufmerksam zu. Manchmal hab ich das Gefühl, für sie ist die Welt die Live-Version einer gigantischen Seifenoper.
Ich schleppte meine Schwester weg zum Schultor. Einmal schaute ich noch zurück Richtung Aula, wo alle anderen weiterfeierten. Das hätte ich besser nicht getan. Zurückschauen war ein Fehler. Am Tisch mit den kalten Getränken, im grellen Licht der Außenbeleuchtung, stand Monty. Und Monty lachte, riss Witze mit seinem Freund Tebogo.
Wie konnte er nur? Wie konnte er, nach allem, was eben vorgefallen war? Wie konnte er so tun, als sei die Welt bloß eitel Sonnenschein, ganz ohne Schattenseiten? Hatte meine Reaktion unter der Treppe ihn gar nicht verstört? Oder war das alles schon wieder vergessen, völlig belanglos und keine Erinnerung wert? Ich fühlte mich verletzt und verraten von dem einzigen Menschen, dem ich vertraut hatte.
Das war der schlimmste Teil dieses grässlichen Abends. Dieses Bild blieb mir im Gedächtnis, während ich meine Schwester nach Hause schleifte: Monty, der lachte, als sei die Welt ganz in Ordnung.
Unterdessen schrie Precious mich an, auf dem ganzen Weg durch die dunklen, langen Straßen regnete es Beleidigungen.

»Wie konntest du mich in eine so peinliche Lage bringen, Gaone? George redet jetzt nie wieder ein Wort mit mir, nur wegen dir und deiner fetten Freundin Neo! Am Montag machen sich seine Freunde garantiert über mich lustig. Und du kannst endlich aufhören, so zu tun, als wärst du die Superbrave. Ich hab dich gesehen, dich und Monty, wir ihr raus gegangen und in Richtung Labor verschwunden seid. Was habt ihr zwei da wohl gemacht, möchte ich gern wissen? Bestimmt keine wissenschaftlichen Experimente, was?«

Zuhause bei unserer Tante angekommen, hatte Precious ihren Vorrat an Gemeinheiten noch nicht erschöpft. »Du bist nicht meine Mutter, merk dir das: also hör auf, mich wie ein Kind zu behandeln, als ob ich von nichts ’ne Ahnung hätte. Hör auf, dich in mein Leben einzumischen.«

Sie ging schlafen, mit ihrer Stinkwut auf mich im Bauch. Und ich hatte natürlich wieder mal eine schlaflose Nacht. Ich lag lange wach, besorgt um meine Schwester, besorgt über die Art Jungs, die sie attraktiv fand, besorgt, weil sie anscheinend nichts im Leben gefährlich oder beängstigend fand. Aber meine Grübelei hielt mich wenigstens davon ab, über das nachzudenken, was an dem Abend sonst noch passiert war. Um Mitternacht hörte ich den Kohlenzug seelenlos über die Schienen rattern, am Müllplatz vorbei. Ich sah das Scheinwerferlicht, das den dünnen Stoff unserer Vorhänge durchbrach. Und ich hörte, wie meine Tante von ihrem AEFG-Treffen heimkam und ein Kirchenlied summte.

Neo tippte mir wieder an die Schulter, während der Bus schwankend den nächsten Hügel hochfuhr.

»Gaone, was ist los mit dir? Du kannst deine Schwester doch nicht mit Ebenezer da hinten allein lassen! Du kennst doch die Geschichten über ihn.«

»Wir leben in einem freien Land«, gab ich ihr zur Antwort und wandte mich ab, um weiter aus dem Fenster zu schauen. Weit draußen in der Dunkelheit brannte ein kleines Feuer, das den Nachthimmel erleuchtete. Ich sah den Feuerfingern dabei zu, wie sie langsam immer mehr dunkles Ackerland erfassten.
Hinter mir diskutierten Lebo und ihre Freundinnen wieder eifrig über den Mord an Miss Diko und über die möglichen Mörder.
»Also, mein Bruder sagt, die Gangster aus der Namaqua Street wurden festgenommen. Silas, ihr wisst schon, der letztes Jahr bei uns auf der Schule war? Also, ihn und seine Gang haben sie festgenommen. Vielleicht waren die's ja ...«
»Auf keinen Fall. Gangster würden doch nie Steine benutzen. Wenn die einen umbringen wollen, nehmen sie Messer. Oder 'ne AK. Und ihr Geld hätten sie ihr auch abgenommen.«
»Wer weiß, vielleicht sind sie ja abgehauen, als der Kohlenzug kam? Ja, weil sie plötzlich im Scheinwerferlicht standen. Also hatten sie nicht genug Zeit, die Handtasche mitzunehmen.«
»Wenn ich's euch doch sage, die würden nie im Leben Steine nehmen. Das hieße doch, sie würden einen zu Tode steinigen, oder nicht? Wie in der Bibel. Aber eins sag ich euch, den, der's wirklich getan hat, den findet die Polizei nie. Da wett ich mit euch.«
Damit hatte Lebo wahrscheinlich sogar Recht. Die Polizei würde den wahren Mörder nie verdächtigen. Ich konnte es ja selbst kaum glauben, und ich wusste ohne jeden Zweifel, wer das Verbrechen begangen hatte. Aber ich wusste auch, ich würde nie zur Polizei gehen, würde mein Wissen nie preisgeben. Dessen war ich mir wenigstens sicher. Ich hatte lange, lange darüber nachgedacht, hatte lange gebraucht, um zu entscheiden, was richtig und was falsch war. Zu entscheiden, ob ich es der Polizei nun sage oder nicht. Aber das Eine stand jetzt wenigstens fest für mich, ruhig und klar und felsenfest: Ich würde schweigen. Ich

wüde für immer schweigen. Ich hatte meine Gründe dafür, gute Gründe.

Die Flammen in der Ferne schlugen jetzt höher, griffen im Dunkeln weiter um sich. Auch meine Angst um Precious wuchs, sie flammte wieder auf, und alles fing von vorne an. Ich hatte mir was vorgemacht, als ich dachte, ich könnte die Sorge um meine Schwester ausblenden und wäre meine Angst künftig los. Während wir Kilometer um Kilometer vorankamen und das Feuer bald nur noch als rote Glut in der Ferne zu sehen war, schwirrten mir Argumente durch den Kopf.

Das kommt manchmal vor, wenn ich in Gedanken mit mir selbst Streitgespräche führe. Dann werden zwei Personen aus mir, die unterschiedlich denken. Jede hat ihre eigene Meinung, denkt genau das Gegenteil dessen, was die andere denkt. Und beide belegen mit guten, vernünftigen Gründen, dass sie Recht haben. Ein ziemlich behämmertes Gefühl, wenn auf einmal so ein Streit in mir losbricht. Wie jetzt zum Beispiel.

Sie ist deine Schwester. Du hast nur noch sie.

Aber ich will auch leben. Ich will meine Zeit nicht damit vergeuden, mich dauernd schlecht zu fühlen. Außerdem ist sie eh immer nur sauer auf mich.

Aber du weißt doch, was mit Ebenezer ist. Neo hat Recht. Du weißt, dass Precious in Gefahr ist. Soll's ihr etwa ergehen wie Sannah? Das würdest du nie ertragen. Du musst was unternehmen.

Wer weiß, vielleicht stimmt das ja alles gar nicht. Vielleicht bilde ich mir das mit Ebenezer ja nur ein. Vielleicht ist er gar nicht gefährlicher als Monty oder Tebogo. Vielleicht übertreib ich mal wieder alles und verurteile die Leute zu schnell, weil ich besessen bin.

Nein, du lügst dir doch in die eigene Tasche. Das ist bloß eine Ausrede. Du weißt genau, dass deine Schwester Hilfe braucht. Außer dir hat sie niemanden. Du bist ihr einziger Schutz.

Die Lichter von Meriting waren jetzt schon ganz nah. Die zweite Stimme hatte schließlich gewonnen, was ich im Grunde ja schon vorher wusste. Ja, meine Schwester brauchte meine Hilfe, und ich allein konnte sie beschützen.
Aber das ließe sich ja leicht machen. Ich würde aus dem Bus steigen und auf sie warten, sie gleich am Arm nehmen, wenn sie die Stufen runterkäme. Und ich würde sie erst wieder loslassen, wenn wir bei unserer Tante zuhause in Sicherheit waren, weit weg von Ebenezer und seiner Lederjacke und seiner Goldkette. Und dann wäre alles gut.
Monty saß gegenüber am Gang und lächelte mir zu. Ich lächelte zurück. Wir hatten nie über die wenigen Augenblicke unter der Treppe zum Labor gesprochen. Oder darüber, wie Tebogo und er danach gelacht hatten, am Tisch mit den kalten Getränken, als sei nichts gewesen. Wie eine schwere Last hatte ich lange Zeit das Gefühl mit mir rumgeschleppt, verletzt und verraten worden zu sein. Aber irgendwann begriff ich: Ich war unfair. Was wusste Monty schon von den schrecklichen Bildern, die mir durch den Kopf geschossen waren, als er sich zu mir gebeugt hatte. Er konnte mir ja nicht in den Kopf gucken.
Und ich nicht in seinen. Sicher, er hatte mit Tebogo gelacht. Aber das hieß ja nicht, dass er auch innerlich lachte, oder?
In der Woche danach hatte er sich jedes Mal abgewendet, wenn ich an ihm vorbeiging, gewiss doch, weil auch er sich verletzt und verraten und zurückgewiesen fühlte?

Endlich hielt der Bus vor der Sporthalle. In den Lichtkegeln auf dem Parkplatz warteten massenweise Eltern. Wieder brüllten die Jungs aus den Fenstern: »Sieger! Wir sind die Nummer eins! Wir sind die Besten …«
Jubelnde Eltern. Johlende Mütter. Im Bus standen alle gleichzei-

tig auf. Ich stürzte mich mit ins Gedränge im Gang, in das Gewühl aus beigen Blusen und Hemden und braunen Röcken und Hosen und Plastiktüten mit Getränkebüchsen und Bonbonpapier und warmen Jacken.

Draußen an der Bustür bezog ich Position, wurde mal nach links mal nach rechts geschubst im fröhlichen Durcheinander von Eltern, die ihre Kinder umarmten, der Lefafa gratulierten, den Pokal bestaunten. Ich stand bereit, um meine Schwester in Empfang zu nehmen, sie mir zu greifen, sobald sie aus dem Bus stieg.

Aber sie war nirgends zu sehen.

Saß sie vielleicht noch im Bus? Ich kletterte wieder rein, rannte bis zur letzten dunklen Reihe. Sie war leer.

Ich hetzte wieder nach draußen, stolperte über Büchsen und dann die Treppe runter. Ich schaute über den Parkplatz und sah, wie die anderen Choristen und ihre Eltern ihn in alle Richtungen verließen. Ich sah, wie Neo mit Lebo und den anderen in die Third Avenue einbog. Ich schaute Mpho und Shalani auf der Third Avenue nach, bis sie Arm in Arm verschwunden waren. Aber Precious sah ich nirgends. Ebenezer auch nicht. Wie hatte ich sie bloß verpassen können? Wie war das möglich?

Jetzt schloss sich die Bustür mit Schwung, der Scheinwerfer blendete mich, als der Fahrer davonfuhr. Und Mrs. Lefafas grüner Wagen, mit ihrem einzigen Sohn Daniel am Steuer, fuhr soeben auf das Stoppschild zu.

Da stand ich nun, allein auf dem Parkplatz; außer mir nur aufgetürmte schwarze Müllsäcke. Außer mir nur noch das Transparent, längst weggeworfen, das meine Tante für den Aidstag gemalt hatte. Und ich schrie den Namen meiner Schwester in die Nacht hinaus, wieder und immer wieder.

12

Sonntag, 1. Dezember, nach der Gedenkfeier zum Welt-Aids-Tag Abends, nach der Veranstaltung, saß ich in der Küche bei meiner Tante, den Kopf über die Zwiebel gebeugt, die ich eben schälte. Ihr Dunst brannte mir in den Augen, und der Wutanfall meiner Tante wollte kein Ende nehmen. Ich spürte heiße Tränen gegen meine Augenlider drücken, aber das lag nicht an der Zwiebel, das wusste ich. Es lag auch nicht an den grausamen Worten meiner Tante. Nein. Der Hauptgrund war Miss Dikos Rede, der letzte Teil ihrer Rede, in dem sie so völlig unerwartet privat und persönlich geworden war.

»Wie aus der Gosse, diese Thozama Diko! Dabei war sie nicht mal eingeplant! Auch vorgemerkt war sie nicht. Sie hätte den AEFG vorher informieren müssen, schließlich waren wir die Veranstalter. Was für ein Mensch steht einfach unangemeldet auf, wenn doch der Ablauf vorher festgelegt ist? Was für ein Mensch ergreift einfach außerplanmäßig das Wort und sagt dann alles, wozu er lustig ist?«

Das blaue Dreieck auf ihrer Brust bebte vor Empörung, während sie die Spinatblätter mit ihrem Tranchiermesser traktierte. Ihre rote Aidsschleife war aufgegangen.

Manchmal muss ich mich wundern über diesen AEFG, diesen

Ausschuss zur Entwicklung und Förderung der Gemeinde, dem meine Tante vorsitzt, als erste Frau überhaupt. Welchen Zweck hat dieser Ausschuss, frag ich mich, welche Ziele? Sicher, sie tun einiges für die Gemeinde. Das stimmt schon. Im August haben sie einen Müllfeldzug durch Meriting organisiert. Wir sind alle mit unseren schwarzen Mülltüten losgezogen und haben Müll aufgelesen, am Taxistand, am Kinderspielplatz und auf dem Müllplatz an den Bahngleisen. Und erst letzten Monat haben sie Spielzeug gesammelt, für eine Vorschule unten in der Wellblechsiedlung. Trotzdem, es gibt Gerüchte, angeblich tun sich im AEFG noch ganz andere Dinge, und die sind wohl nicht bloß nett und harmlos.
Worüber diskutieren sie bei ihren Versammlungen, die immer bis spät in die Nacht dauern? Jeden Dienstag und Freitag versammeln sie sich im Gymnasium, in meinem Klassenraum. Die jüngeren Mitglieder kleben dann alle Fenster mit Zeitungspapier zu, damit von draußen niemand reingucken kann. Oft genug hab ich am nächsten Morgen noch abgerissene Zeitungsecken gesehen, die an verdrehten Klebestreifen baumelten. Protokolle von diesen Versammlungen gibts auch keine. Wer Füller, Kuli oder Bleistift dabeihat, wird von der Versammlung ausgeschlossen. Was wird da besprochen, was darf nicht schriftlich festgehalten, muss hinter zugeklebten Fenstern verborgen werden?
Und kommenden Dienstag, würden sie da über Miss Diko sprechen? Wäre sie Punkt eins auf ihrer ungeschriebenen Tagesordnung?
»Eine Schande! In meinem ganzen Leben hab ich keine junge Frau solchen Schmutz reden hören.« Meine Tante geriet immer mehr in Fahrt. Wieder und wieder hob und senkte sich ihr Riesenmesser.
Ich rieb mir die Augen, wischte die angesammelten Tränen weg, die nicht fließen konnten.

Ich fragte mich, was wohl in anderen Häusern in Meriting vorging? Waren andere Familien auch wütend über Miss Dikos Rede? Jedenfalls wäre sie ganz bestimmt das Einzige, was von diesem Welt-Aids-Tag in Erinnerung bleiben würde. Das Gelächter über das Theaterstück, die Leidenschaft, mit der Peter, der Hochschulabsolvent, sein Loblied gesungen hatte, und die wunderschönen Harmonien aus *Paradise Road:* all das wäre bald vergessen, aber Miss Dikos Rede, die würden sie endlos diskutieren. Und gnadenlos zerhacken. Ganz bestimmt waren manche Eltern jetzt genauso wutentbrannt wie meine Tante. Ganz bestimmt redeten manche Eltern jetzt auf ihre Kinder ein:

»Du gehst morgen auf keinen Fall zu dieser Frau in den Chor. Und in ihren Englischunterricht auch nicht. Du sollst nicht da sitzen und dir anhören müssen, was die von sich gibt.«

Andere Eltern hockten bestimmt sehr aufgebracht in ihren Höfen.

»Da muss eine Petition her. Diese Frau gehört gefeuert. Wenn wir bei Mr. Letau und seinem Gouverneursrat auf taube Ohren stoßen, gehen wir eben bis zum Bildungsminister …«

Ich sollte Miss Diko wohl warnen. Wegen ihrer Rede hatte ich sie nicht warnen können, aber dann wenigstens jetzt. Morgen würde ich am Schultor auf sie warten und ihr sagen, wie wütend die Leute sind, und dass sie ihr vielleicht was antun. Langsam schnitt ich die Zwiebel in Scheiben, und jetzt war mir ein wenig wohler dabei. Ja, ich würde Miss Diko bitten, den Nachtzug nach Kapstadt zu nehmen, obwohl Schulschluss erst in einer Woche war. Wenn sie ging, würde das Gerede vielleicht aufhören. Und bis zum Januar nächstes Jahr würde man sich in Meriting längst über ein anderes Problem die Köpfe zerbrechen.

Zack! Wieder krachte das Messer in den Spinat, während Precious Wasser in einen Topf laufen ließ. Aus dem Spinat quoll grünes Blut.

Und die Lefafa? Was würde die sagen, in ihrer Küche, beim Essenmachen, für ihren Sohn und ihren Mann? Lebhaft konnte ich's mir vorstellen! Fast wörtlich konnte ich's hören.

»Wie kann sie es wagen? Was fällt ihr ein, meinen Chor dafür einzuspannen. Zum Gespött der Leute hat sie den Chor gemacht! Was, wenn sich einige jetzt weigern, überhaupt noch in den Chor zu kommen? Was, wenn ich den halben Chor verliere, zwei Wochen vor dem Festival?«

Und ihr Sohn Daniel Lefafa? Würde der nicken, einstimmen in die Wut seiner Mutter, Bier trinken, obwohl seine Mutter was gegen Alkohol hatte? Aber diesmal konnte sie eine Ausnahme machen. Er hatte schließlich auch einiges durchgemacht.

»Einfach laut deinen Namen zu nennen, Daniel, in einem Atemzug mit all diesen Widerlichkeiten! Wie kann sie es wagen, deinen Namen zu sagen, über die Lautsprecher? Als hättest du mit dieser ganzen Schande auch nur das Geringste zu tun!«

Vielleicht würde die Lefafa ihrem Sohn dann sogar ein frisches Bier bringen, auf den Schreck, nach den Demütigungen. Schließlich stünden ihm ja morgen in der Schule weitere Demütigungen bevor, wenn das Gerede im Lehrerzimmer die Runde machen würde, und in den Klassenzimmern, auf den Korridoren, auf den Spielplätzen.

Oder verurteilte ich sie alle schon wieder voreilig? Dachte ich schon wieder nur schlecht von unserer Gemeinde?

Ganz bestimmt gab es doch Leute in Meriting, die meine Meinung teilten. Bestimmt gab es doch Leute, die sich nicht peinlich berührt fühlten oder schockiert waren, Eltern, die keine Petitionen planten. Bestimmt sagten doch wenigstens ein paar Bürger: »Nein, das zu sagen war total mutig von dieser Frau. Solche Reden können Aids eindämmen. Wenn wir weiter schweigen und die Augen verschließen, weihen wir unsere Kinder dem Tod. Der Kampf gegen Aids ist wie ein Krieg. Diese junge Frau hat gekämpft wie eine tapfere Soldatin. Solche Dinge müssen ans Tageslicht, in die Öffentlichkeit. Nur so können wir unsere Jugend retten. Die Frau hat wirklich Mut bewiesen. Ich finde, sie ist eine Heldin.«

Bestimmt?

Wenigstens war jetzt Schluss mit der Spinathackerei, dachte ich zumindest. Falsch gedacht.

»Aus der Stadt jagen sollte man sie«, tobte meine Tante. Mit einem letzten gewaltigen Schwung schlug sie das riesige Messer in den Spinat. Aber statt den letzten Rest der Blätter klein zu hacken, grub sich das Messer in ihre Hand, tief ins Fleisch direkt am Daumen. Meine Tante schrie so laut, dass das Küchenfenster wackelte. Helles Blut schoss aus der Wunde. Ich hielt den Atem an, und meine Schwester Precious übernahm das Kommando. Sie hatte die Situation gleich im Griff.

»Komm Mama, wir müssen die Wunde auswaschen. Halt die Hand hoch, dann blutet es weniger.«

Kaum hatte sie meine Tante ins Bad bugsiert, roch es im ganzen Haus auch schon nach Dettol, auch im letzten Winkel. Ein eigenartiger Geruch und sehr aufdringlich. Er kroch bis in den letzten Winkel in meinem Kopf und weckte Erinnerungen an meine Mutter auf ihrem Krankenlager und an die alte Schwester aus der Klinik, die ab und zu vorbeikam.

Auch jetzt löst der leiseste Hauch dieses Geruchs eine Flut von Erinnerungen an diese schrecklichen Wochen im Jahr 2000 aus, und alles kommt mir vor, als sei es erst gestern passiert. Bilder wirbeln in meinem Kopf wild durcheinander, bis kantige Steine sie zerteilen.

»Der Schnitt ist sehr tief, Mama«, hörte ich Precious im Bad sagen, mit leicht panischer Stimme. »Vielleicht musst du's nähen lassen. Muss ich dich in die Klinik begleiten?«

Aber meine Tante mochte nicht in die Klinik gehen. Sie hat einen Horror davor, besonders an Wochenenden, wenn die Notaufnahme aus allen Nähten platzt vor Betrunkenen, die sich in Kämpfen verwundet haben. »Wer weiß wie viele Bakterien auf jeder Bank«, meint sie kategorisch. Davon war sie auch jetzt nicht abzubringen. »Mach nur den Verband richtig fest, Precious, dann heilt das bald. Das ist halb so wild.«
Ich saß in der Küche und starrte im grellen Küchenlicht die kleine Blutlache auf dem Tisch an. Ich konnte die Augen gar nicht abwenden, war wie hypnotisiert. Ich starrte sie an und dachte: wie erstaunlich und wie sonderbar! Diese rote Flüssigkeit fließt durch unsere Adern und erhält uns am Leben, versorgt jede einzelne Körperzelle mit Gesundheit und Lebenskraft. Und ein winziges unsichtbares Virus genügt, um aus diesem Blut einen unberechenbaren Killer zu machen. Einen Strom, der Krankheit und Zerstörung in unseren Körper trägt. Tödliche Fracht.

Dann fielen mir Miss Dikos sanfte Worte wieder ein, wie von einem Tonband in meinem Kopf abgespielt. Manche ihrer Worte hatte ich nur verzerrt wahrgenommen, weil ich so schockiert war. Andere aber waren klar und unvergesslich.
»Anders als Anneline Malebo wurde ich nicht vergewaltigt«, sagte sie.
Zu dem Zeitpunkt waren die Zuhörer schon außer sich, angewidert, weil sie ›Kondom‹, ›Penis‹ und ›Vagina‹ beim Namen nannte. Rre Gilika und andere ältere Leute hatten die Halle schon verlassen. Ein paar Männer in den hinteren Reihen brüllten schon, sie solle doch zurück nach Kapstadt gehen, wo sie hingehöre. Aber Miss Diko war nicht zu bremsen, obwohl ihre Schultern in ihrem lila Kostüm zitterten und ihre Fingerknöchel schon ganz weiß waren, weil sie das Mikrofon so fest umklammerte.

»Nein, ich bin nicht vergewaltigt worden. Ich war einfach jung und verliebt. Oh ja, ich liebte ihn so sehr. Ich wollte ihn so sehr. Ja, das sage ich offen und ehrlich, auch wenn ich manchen Menschen damit zu nahe trete. Ich wollte ihn spüren, hautnah. Ich begehrte ihn mit jeder Faser meines jungen Lebens. Ich hatte sexuelles Verlangen nach ihm. Nichts soll zwischen uns kommen dürfen, hat er gesagt. Ein Kondom würde unsere Liebe beleidigen, hat er gesagt. Und ich fand, dass er Recht hatte. Oh ja, ich war genauso begierig nach Körperkontakt wie er. Ich werde nicht ihm allein die Schuld geben. Außerdem war ich ja ein Mädchen aus gutem Hause. Ich war gebildet. Ich hatte ein schönes Zuhause. Was könnte Aids mir schon anhaben?«

Ich stand damals da in der ersten Altistenreihe und weiß noch, dass ich Angst um Miss Diko hatte. Wusste sie wirklich nicht, wie waghalsig das war? Ihre unverblümte Beschreibung der Übertragungswege für Aids hatte die Leute ja schon auf die Palme gebracht, aber das jetzt war noch schlimmer. Jetzt wurde sie persönlich. Das würde ihr niemand verzeihen.

Und dann kam das Allerschlimmste. Was sie dann sagte, brach mir das Herz. Was sie dann gesagt hat, geht mir seitdem immer wieder durch den Kopf.

»Aber genau wie Miss Malebo bin auch ich jetzt HIV-positiv. Ja, ich habe das Virus. Ich war letzte Woche zur Untersuchung in Klipdrift und bekam dort die Bestätigung ...«

Es war der Horror. Die Welt wurde grau. Ich stand plötzlich nicht mehr in meiner blauen Choruniform in der Sporthalle auf der Bühne. Ich sah meine Mutter in ihrem Krankenbett vor mir. Aber jetzt lag Miss Dikos Arm auf der Decke ausgestreckt, spindeldürr und hart geworden. Aus den Kissen sah mich jetzt Miss Dikos liebes Gesicht an, die Haut glatt, wie über einen Totenschädel gespannt, voller Schmerz und Hoffnungslosigkeit.

Dann wandte Miss Diko sich an Mr. Lefafa, das weiß ich noch. »Verstehst du mich jetzt, Daniel«, sagte sie, direkt von der Bühne herab, »deshalb hab ich mich geweigert, mit dir zu schlafen. Um dich zu schützen. Weil ich bereits Angst hatte, infiziert zu sein.«
Auch an ihre allerletzten Worte erinnere ich mich. Durch den Dunstschleier um mich herum. »Wenn dadurch auch nur ein junges Menschenleben gerettet wird, dann ist es mir die Sache wert. Dann bereue ich es nicht, hier vor euch gestanden und euch gesagt zu haben, was ich zu sagen hatte.« Im Hintergrund hörte man Mr. Lefafa mit schweren Stiefelschritten aus der Halle stürzen.
Hinter uns löste sich die rechte obere Ecke des Transparents, das meine Tante eigenhändig gemalt hatte, der Stoff fiel über die Worte: MERITING MUSS AIDSFREI BLEIBEN.

Gleich morgen früh, das nahm ich mir fest vor, während Precious meiner Tante die Hand verband, morgen stell ich mich ans Schultor und warte auf Miss Diko, um sie zu warnen.
Anflehen würde ich sie: »Bitte, Miss Diko, Sie müssen heute den Nachtzug nach Kapstadt nehmen. Auch wenn erst in einer Woche Schulschluss ist. Sie müssen eine Zeitlang raus aus Meriting. Mr. Letau wird Verständnis dafür haben.«
Noch eine schlaflose Nacht für mich, noch eine Nacht, in der ich den Kohlenzug über den Müllplatz rattern hörte und das grelle Licht seines Scheinwerfers durch mein Fenster über mein Kopfkissen glitt.

13

Freitag, 13. Dezember, nach dem Festival »Precious! PRECIOUS!«

Da stand ich also, auf dem stillen, leeren Parkplatz und rief nach meiner Schwester. Ich hatte eine Riesenangst, fast unerträglich. Sie kam mir vor wie ein Nachtmonster, vom aufkommenden Wind herangeweht, das sich mir in den Magen krallte, mir die Eingeweide rausriss bis ich hohl war. Die ganze Freude über das Festival, die wunderbare Musik, der Triumph, als wir den Pokal gewannen – alles war weg, wie Asche in die Dunkelheit gestreut.

Ich stand draußen vor der Sporthalle zwischen zwei Lichtkegeln und drehte mich wie benommen mal hierhin mal dorthin. In welche Richtung waren meine Schwester und Ebenezer gegangen? In welche Richtung sollte ich gehen? Ich musste sie finden. Ich musste sie in Sicherheit bringen, zurück zu mir, weg von ihm. Ich hätte heulen können, die ersten Schluchzer saßen mir schon in der Kehle.

Ebenezers Zimmer? Waren sie vielleicht bei Ebenezer, dort, wo er bei seinen Verwandten in der Stadt wohnte? Ich kannte das Haus. Aber es war weit weg, fast am Rand der Wellblechsiedlung. Was, wenn ich bis dorthin rannte und sie dann dort gar nicht antraf? So viel Zeit vergeuden für nichts? Oder hatten sie sich vielleicht hin-

ters Schulgelände verzogen, wo ich Precious neulich mit George entdeckt hatte, unter den Bäumen? Würden sie dorthin gehen, um ungestört allein zu sein? Aber was, wenn meine Vermutung falsch war? Vielleicht war das Schultor ja über die Ferien abgeschlossen. Fehler konnte ich mir jetzt nicht leisten, dafür war die Zeit zu knapp. Der Preis wäre viel zu hoch.
Hilflos, hoffnungslos schrie ich Precious' Namen in die Nacht hinaus. Aber hinter den Bäumen tauchte bloß Monty auf.
»Gaone! Ich hab dich überall gesucht! Was machst du denn noch hier?« Monty klang munter und unbeschwert – als sei die Welt nur unbedrohlich und unkompliziert.
Ich versuchte, ihm zu erklären, was los war, Anstand hin oder her, mir war alles egal, ich musste nur meine Schwester finden. »Sie ist mit Ebenezer weg. Sie ist verschwunden mit ihm. Was, wenn er HIV hat? Was, wenn sie Sex haben? Und ich weiß nicht, wo ich nach ihr suchen soll. Ich weiß nicht, wohin ich gehen soll!« Ich rang nach Worten, rang nach Luft.
Monty versuchte mich zu beruhigen, wie ein kleines Kind, das Gespenster sieht. »Jetzt entspann dich mal, ja?« Er lächelte auf mich herab. Wie konnte er bloß lächeln? Kapierte er denn gar nichts?
Ich wollte ihn anschreien, direkt in seine unbekümmerte Fratze schreien. Meine panische Angst war zu grenzenloser Wut geworden, die sich jetzt voll gegen Monty richtete. Aber genau in dem Moment hatte er eine Lösung parat, eine Lösung, auf die ich vor lauter Zorn gar nicht gekommen war.
»Sannah! Lass uns Sannah fragen. Neo sagt doch, dass Sannah nach der letzten Probe für den Aidstag mit ihm weggegangen ist, oder? Also lass uns Sannah fragen, wohin ...«
Ja! Monty hatte Recht! Sannah war die Lösung. Meine Wut wandelte sich auf der Stelle in unterdrückte Dankbarkeit. Ich rannte schon los, vom Parkplatz weg, die Third Avenue runter, zu Sannah

nach Hause. Es war ja nicht weit bis zu ihr. Sie wohnte ja ganz in der Nähe. Und sie wüsste die Antwort. Sie wüsste den richtigen Weg!

Monty rannte neben mir her. Auch dafür war ich dankbar. Er konnte im Moment klarer denken als ich. Mir fiel auf, dass er jetzt gar nicht mehr lächelte, während wir nebeneinander her rannten. Ich sah ihm nur an, dass er besorgt war: um mich wohl mehr als um Precious.

Es brannte kein Licht bei Sannah. Mir war das egal. Ich lief seitlich über den Hof und klopfte an ihr Fenster. Sie machte sofort auf, schien wach gelegen zu haben.

An ihrer Stimme hörte man, dass sie geweint hatte. Sie klang so tränenerstickt wie an dem Dienstag, als ich Sannah besucht hatte.

»Gaone! Was ist denn? Was ist los? Was ist passiert?«

Ich sagte es ihr. Und ich sah den Horror in ihren Augen, sogar jetzt im Dunkeln.

»Du musst sie finden. Schnell Gaone, hörst du? Du kennst doch die Hütte auf dem Kinderspielplatz? Am Taxistand. Dahin ist er mit mir gegangen, und ich wünschte … ich wünschte bei Gott …«

Mehr wollte ich gar nicht hören. Ich war schon wieder unterwegs, lief die nur halb geteerte Straße entlang, um parkende Autos herum, mitten durch Pfützen und Wasserlachen. Mir platzt gleich die Lunge, dachte ich. Ich hatte Seitenstechen, aber egal. Das war mir jetzt ganz egal. Nichts war mehr wichtig außer meiner Schwester, die musste ich finden und sie Ebenezer aus den Fängen reißen. Ob sie wollte oder nicht!

Monty war nicht mehr bei mir. Er hatte mich wohl aufgegeben, hielt mich für verrückt, für paranoid, fand vielleicht, dass ich geisteskranke Schlüsse zog, ohne echte Beweise zu haben. Vielleicht war's ihm ja auch peinlich, dass ich mich aufführte wie eine Wilde. Oder er war dieses ganze ernste, schwere Zeug einfach

Leid. Er wollte wohl lieber wieder bei seinen Freunden sein, lachen, Witze reißen und Spaß haben. Mir war auch das egal. Ich brauchte niemanden an meiner Seite außer meiner Schwester. Und ich brauchte sie jetzt, sofort!

Ich raste durch die Straßen wie angestochen, wieder an der Sporthalle vorbei in Richtung Taxistand. Alle Statistiken, die ich je gelesen hatte, schwirrten mir im Kopf herum. Jeder Junge, der sich infiziert, überträgt das Virus auf bis zu sieben Mädchen. Sieben! Außerdem war da noch diese grässliche, unvorstellbar große Zahl: eintausendvierhundert. Eintausendvierhundert! So viele Menschen infizierten sich jeden Tag neu. Jeden Tag. So hieß es jedenfalls in den Nachrichten. So viele Menschen wären bis Mitternacht am heutigen Freitag den Dreizehnten 2002 infiziert. Ich konnte nicht zulassen, dass meine Schwester bald zu diesen Eintausendvierhundert zählte. Nicht meine einzige Schwester Precious! Auch wenn meine Lungen endgültig platzen würden, egal, Hauptsache ich kam rechtzeitig zu meiner Schwester.

Jetzt war ich am Spielplatz, an der Rutschbahn, die sich einsam in den Himmel reckte, am geisterhaften Karussell, das leise im Wind quietschte. Ich sah die Hütte, die Sannah genannt hatte.

»Precious!«, schrie ich und stapfte durch den schweren Flusssand am Spielplatz. »Precious, ich bin hi-ier! Komm mit nach Hause.«

Ob sie wütend auf mich wäre, weil ich mich wieder mal in ihr Leben einmischte? Sollte sie ruhig. Sie dürfte mich anschreien, so laut sie mochte. Sie dürfte mich beleidigen und nach Herzenslust beschimpfen. Sie dürfte mir androhen, dass sie nie wieder ein Wort mit mir redet. Ich hätte nichts dagegen. Den Preis würde ich locker zahlen. Ich riss die Tür zur Hütte auf. Aber sie war leer. Da war niemand: nur Muffgeruch und der Wind, der durch die Ritzen unterm Dach heulte.

Ich lehnte mich an die Hüttentür, spürte die Stiche in meiner Sei-

te jetzt messerscharf und hatte endgültig alle Hoffnung verloren. Da tauchte Monty wieder auf. Wieder wurde ich wütend auf ihn – warum, weiß ich nicht. Ich musste wohl einfach meine Enttäuschung und meine Hilflosigkeit loswerden.
»Hier ist sie nicht!«, schrie ich und verlor mein letztes bisschen Selbstbeherrschung. Ich hämmerte mit den Fäusten gegen seine Brust. »Und du hältst mich für blöd, was? Du denkst bloß, ich bin verrückt und bilde mir alles nur ein. Aber mir ist egal, was du denkst. Du kannst immer nur lachen und meinst, die Welt ist ein Riesenwitz. Ist sie aber nicht. Meine Schwester ist weg, und ich weiß nicht, wo ich sie suchen soll!«
Würde er sich wieder abwenden, so wie nach der Schuldisco? So wie an dem Tag zwischen den Erbsen, als ich seine Hilfe abgelehnt hatte? Auch das war mir egal. Mir war alles egal. Ich würde mein Leben lang unglücklich sein, wenn ich meine Schwester nicht fände. Sollte er doch auf dem Absatz kehrt machen und mich für immer verlassen.
Aber Monty kehrte mir nicht den Rücken. Er hielt meine Fäuste fest, hielt sie ruhig an seine Brust, und ich spürte seine Wärme durch sein Hemd. Seine Stimme war sanft. Er lächelte nicht, auch in seinen Augen war nicht die Spur eines Lächelns. Ich glaube, in dem Moment wusste ich, dass ich ihm mein Leben anvertrauen konnte, meines und auch das von Precious. In dem Moment begriff ich, tief unter meiner Panik und meiner Angst, dass ich ihn liebte.
»Gaone, ich halte dich nicht für verrückt, ja? Naja, anfangs schon. Ein bisschen. Aber ich hab eben mit Sannah gesprochen, und die hat mir einiges über Ebenezer erzählt. Schreckliches Zeug …«
Die Schaukelketten schlugen im Wind aneinander. »Schreckliches Zeug?«, sagte ich und klang wie sein Echo. »Was für schreckliches Zeug?«

Monty hielt noch immer meine Hände an seine Brust. »Sannah sagt, sie hatte Sex mit ihm, Gaone. Das hat sie mir anvertraut. Und anschließend stand Ebenezer hier in der Hütte über ihr und hat sie ausgelacht. ›Rate mal warum‹, hat er gesagt, ›ich hab nämlich deinen guten Freund, den Virus. Und jetzt hast du ihn wahrscheinlich auch. Das ist doch fair, findest du nicht? Ich hab ihn ja auch von einer Hure. Aber ich räche mich an euch Huren. Bevor er mich fertig macht, krieg ich möglichst viele von euch ...‹ Also hast du Recht, Gaone. Du bist nicht verrückt, weil du dir Sorgen um Precious machst.«

Die Schaukelketten klirrten inzwischen ohrenbetäubend laut. Ich konnte mich nicht rühren. Ich hielt mich an Monty fest, um nicht umzufallen. Und wieder war Monty meine Rettung.

»Der Hügel!«, sagte er plötzlich. »Na klar! Man United Hill, hinterm Fußballzentrum! Ich hab ihn mal zu TP sagen hören, auf dem Hügel gibt's die besten Snacks. Direkt am Bach.«

»Snack?« Ich glaube, ich schrie das Wort, um das Dröhnen in meinen Ohren zu übertönen.

Aber Monty rannte schon los, zog mich hinter sich her, vorbei an der staksigen Rutsche und dem Quietschkarussell, durch den dichten Flusssand und weiter über die Straße, am vermüllten Taxistand vorbei. Wir liefen zum Fußballzentrum an der Einundzwanzigsten Straße, bahnten uns den Weg durch eine Festgesellschaft, die teilweise auf der Straße feierte, rannten vorbei an alten Leuten, die wortlos um ein Holzfeuer saßen.

Und während wir rannten, redete Monty weiter, holte zwischendurch immer wieder Luft.

»Jetzt passt alles zusammen, Gaone. Früher hab ich mich immer gewundert, aber jetzt passt alles zusammen, alles, was Ebenezer so gefaselt hat. ›Ich – ich leb' heute‹ zum Beispiel. ›Morgen existiert für mich nicht. Ich muss jetzt das Beste draus machen, Mädchen krieg ich nur, solang ich noch gut aussehe. Keine Sekunde Zeit verlieren!‹ Und seine Sugar-Mama hat er total schlecht gemacht. ›Dorianna, die blöde Kuh!‹, hat er gesagt. ›Die kann einfach nicht anders, die macht mir dauernd Geschenke. Jaja, Uhr, Lederjacke, Goldkette, hab ich alles von ihr gekriegt. Und noch was dazu, die alte Hexe!‹ Dauernd hat er so geredet. Aber ich hätte nie gedacht, nicht eine Sekunde ...«

Jetzt waren wir endlich in der Einundzwanzigsten Straße, nun ging's vorbei an Mrs. Isaacs riesigem Haus, in dem Miss Diko ein Hinterzimmer gemietet hatte, vorbei an Mrs. Isaacs dickem Pajero vor dem Haus. Ich hörte Monty kaum zu. In meinem Kopf blitzte eben eine andere grauenvolle Statistik auf wie ein brennendes Messer: alle sechs Sekunden eine. Alle sechs Sekunden eine neue Infektion! Diese Statistik kannte ich zwar auswendig, aber nie zuvor war sie mir so verheerend erschienen wie jetzt, in diesem Augenblick. Alle sechs Sekunden eine! Und wie viele Sekunden würden wir noch bis zum Fußballzentrum brauchen, dann, um den Hügel dahinter hochzukommen und dann noch, um meine Schwester zu finden?

Ich fiel hin, schürfte mir Hände und Knie an spitzen Steinen auf. Ich rappelte mich hoch und lief weiter, Montys Besorgnis kümmerte mich nicht. Dann endlich lagen die Fußballfelder vor uns und gleich dahinter der Hügel, weit ausgedehnt und voller Bäume. Im Mondlicht sahen die Felsbrocken dort ganz oben so wacklig aus, als könnte eine leichte Böe sie einfach den Abhang runterwehen, um alle Menschen auf ihrem Weg abwärts zu zermalmen.

»Wo geht's zu dem Bach, Monty?«, schrie ich. »Wo geht's zum Bach?«

Ich spürte nur noch Schmerzen und Panik, Entsetzen in jeder einzelnen Ader. Der ganze Rest, alles, was mich sonst noch ausmachte, schien gar nicht mehr zu existieren.

14

Montag, 2. Dezember Am Morgen nach dem Welt-Aids-Tag stand ich am Schultor und wartete auf Miss Diko, weil ich sie warnen wollte, wartete, um sie inständig zu bitten, mit dem Nachtzug nach Hause zu fahren. Ich fragte mich auch, ob ich wohl mal wieder überreagierte. In Gedanken hörte ich Miss Diko immer noch leise murmeln: »Und jetzt, genau wie Anneline Malebo, habe auch ich das Virus ...« Untermalt wurde ihre Stimme in meinem Kopf von der bewegenden Melodie zu *Paradise Road.*

There are better days before us
And a burning bridge behind us
Fire smoking
The sky is blazing ...

Da kamen die Bo Mma Zwillinge aufs Schultor zu, in ihren blassen Putzkitteln. Ihre scharfen Vogelaugen machten einem im frühen Morgenlicht noch mehr Angst, ihre hochgezogenen Schultern sahen noch beängstigender aus. Ihr Neffe, unser Schulgärtner, ging neben ihnen her. Ich hörte ihn reden, mit seiner hohen Stimme.

»Ja, Tantchens, heut morgen kam's im Radio. Auf Northern Border. Das von der Lehrerin aus Meriting, die überall rumerzählt hat, sie ist HIV. Mein lieber Mann! Keine schlechte Überraschung, das so direkt aus dem Radio zu erfahren.«

Ich hatte die Meldung auch gehört, beim Frühstück, in der Küche bei meiner Tante. Eine Kurzmeldung, zwischen den Landwirtschaftsbericht und die Wettervorhersage gezwängt. »Gestern offenbarte eine Lehrerin am Meriting-Gymnasium im Rahmen der Schulveranstaltung zum Welt-Aids-Tag, dass sie HIV-positiv sei.«
Als meine Tante die Meldung hörte, bekam sie den nächsten Tobsuchtsanfall. »So weit sind wir also schon. So wird jetzt die ganze Provinz von uns denken! In Meriting haben die Lehrer Aids und posaunen das auch noch in die Welt hinaus!« Vor lauter Wut verschüttete sie ein paar Tropfen von ihrem heißen Tee auf ihre bandagierte Hand.
Meine Schwester war sofort teilnahmsvoll. »Oh, Mama, oh, tut mir Leid. Tut mir Leid. Pass auf. Deine Wunde ist doch noch nicht verheilt.« Ich hatte überhaupt kein Mitleid mit meiner Tante. Sie hatte ihre Verletzung verdient. Es geschah ihr recht!
Jetzt gingen die Zwillinge an mir vorbei, lachten ihr zahnloses Lachen. Nickten mit ihren Halbglatzen, um ihrem Neffen beizupflichten. Mir lief es vor Angst um Miss Diko kalt den Rücken runter. Nein, meine Reaktion war nicht übertrieben! Miss Diko musste weg von hier. Davon musste ich sie unbedingt überzeugen.
Später glaubten viele Leute in Meriting, die Bo Mma Zwillinge hätten Miss Diko umgebracht. Nicht mit bloßen Händen, sondern durch Hexerei. Es hieß, dass ihre Geister nachts, wenn die Zwillinge schliefen, ihre Körper verließen und flink wie junge Buben durch die Straßen liefen. Auch von einem Zombie ging das Geflüster, der nachts zum Müllplatz geschickt wurde, damit er im Dunkeln Leute überfiel. Miss Diko hatte die Zwillinge ja mehrfach beleidigt, hatte sie kritisiert, weil sie nicht ordentlich saubermachten. Wie kleine Schulkinder hatte sie sie runtergeputzt, statt ihnen, die so viel älter waren als sie, mit Respekt zu begegnen.

Aber der Mord, der bald geschehen sollte, hatte weder mit den Zwillingen zu tun noch mit Hexerei.

Schon zum zweiten Mal gab die Sirene das Signal zur Morgenandacht und Miss Diko war nicht da. Das machte mir Hoffnung. Vielleicht hatte sie ja begriffen, in welcher Gefahr sie schwebte. Vielleicht hatte sie ihre Reise ja umgebucht und war gestern Nacht schon nach Kapstadt gefahren. Das wäre gut. Dann müsste ich mir um sie keine Sorgen mehr machen.

Ich stellte mich zu den Elftklässlern in meine Reihe, auf dem Asphaltplatz vor dem Naturwissenschaftsgebäude. Unser Direx, Mr. Letau, stand auf der siebten Stufe der Treppe zum Labor und las aus der Bibel vor: »Selig sind, die reinen Herzens sind; denn sie werden Gott schauen …«

Mir fiel auf, dass Mr. Daniel Lefafa nicht unter den Lehrern war, die ein paar Stufen höher hinter unserem Direktor standen. Aber überrascht war ich deshalb nicht. Um mich herum ging sorgsam gedämpftes Geflüster durch die Reihen.

»Der arme Lefafa. Wie soll der je wieder aufrecht durchs Leben gehen? Jetzt weiß jeder, dass er sich so eine als Freundin ausgesucht hat! So ein netter Mann! Diese Demütigung hat er nicht verdient. Seine Mutter soll stinksauer sein. Ihr kennt doch die Lefafa, die den Jugendchor leitet? Angeblich hat sie gedroht, Miss Diko muß für die Demütigung ihres Sohnes bezahlen.«

»Naja, also, mir tun Aidsopfer ja Leid, wisst ihr«, flüsterte ein Mädchen aus der Abiklasse in der Reihe direkt neben mir. »Aber ich meine die Unschuldigen, ja. Frauen, die vergewaltigt werden zum Beispiel. Oder Babys, die von ihren Müttern angesteckt werden. Oder durch Blutübertragungen. Aber das mit Miss Diko, ich bitte euch, die ist doch kein unschuldiges Opfer, oder? Die tut einem nicht wirklich Leid, oder? Habt ihr gehört, was sie alles über ihren Freund in Kapstadt gesagt hat? Wie ekelhaft! Wenn's jemand drauf angelegt hat sich anzustecken, dann doch sie. Meine Mutter sagt, sie sollte nie wieder junge Mädchen unterrichten dürfen.«

»Und habt ihr gehört, wie oft sie diese unfeinen Ausdrücke in den Mund genommen hat? Und am Tisch der Ehrengäste hat sich der arme Rre Gilika jedes Mal verschluckt. Zum Schreien! Deswegen ist er wohl auch aus der Halle raus – damit er nicht erstickt, falls sie noch mehr so grobes Zeug von sich gibt!«

»Jetzt hört man's sogar schon im Radio. Habt ihr Radio Northern Border gehört? Ihren Namen haben sie nicht genannt. Das ist ja das Schlimme. Es hieß bloß, eine Gymnasiallehrerin in Meriting. Bestimmt würden alle anderen Lehrerinnen sie am liebsten erwürgen. Auch die vom Spes Bona und vom Naledi-Gymnasium. Die denken bestimmt, alle Welt glaubt, es ist von ihnen die Rede!«

Jetzt beteten sämtliche Reihen das Vaterunser: »Und führe uns nicht in Versuchung, sondern erlöse uns von dem Bösen ...« Ich nahm mir vor, Miss Diko in ihrem Mietzimmer zu besuchen. Falls sie noch in Meriting war. Ich würde zu Mrs. Isaacs Pension gehen, wo Miss Diko ihr Zimmer hatte, und würde anklopfen. Und wenn sie noch da wäre, würde ich sie anflehen, ihre Reise umzubuchen. Montags fuhr auch ein Nachtzug nach Kapstadt.

»Vor Schulschluss am Freitag will ich jedes Klassenzimmer hier blitzsauber sehen. Hab ich mich klar ausgedrückt? Gefeiert wird erst, wenn hier alles sauber ist.« Direktor Letau stand nach wie vor auf der siebten Stufe und war noch immer nicht fertig. »Wir können nicht erwarten, dass die Bo Mma Zwillinge die ganze Arbeit alleine machen. Das ist nicht fair.« Aber niemand hörte ihm wirklich zu.

Mrs. Isaacs großes Anwesen lag nur eine Straße vom Fußballzentrum entfernt, direkt am Man United Hill. Der Hügel sah wirklich schön aus, so von der Nachmittagssonne beschienen, mit seinen vielen Bäumen, die ganz nah waren und vom frühen Regen dichtes grünes Blattwerk trugen. Die massigen Felsbrocken unterhalb der Hügelkuppe glänzten wie mit kleinen Diamanten gespickt.

Mrs. Isaacs ging auf ihrer Veranda auf und ab, ihr Armschmuck klimperte über ihren leuchtend hell lackierten Fingernägeln. So hart wie ihre metallenen Armreife war auch ihre Stimme, als sie mit mir redete.

»Deine Miss Thozama Diko hat sich in ihrem Zimmer eingeschlossen. Du kannst ihr von mir ausrichten: Ich will, dass sie ihre Sachen packt und mein Grundstück vor Sonnenuntergang verlässt. Ich führe hier nämlich ein anständiges Hotel und kein Bordell! Zwei meiner Mieter haben schon fristlos gekündigt. Sie wollen nicht Tür an Tür mit einer Hure wohnen, die ein Mundwerk hat wie eine Shebeenwirtin. Das kannst du ihr ausrichten!«

Ich ging hinters Haus zu den Mietzimmern, vorbei an Mrs. Isaacs brandneuem Pajero. Eine reiche Geschäftsfrau ist sie, die Isaacs, hat überall in Meriting investiert. Alle Taxis am Taxistand, die nicht dem respektablen Mr. Tahla gehören, gehören ihr. Sie verleiht auch Geld an Leute, die sich nicht anders zu helfen wissen und verlangt hohe Zinsen dafür, dreißig Prozent manchmal. Wer nicht rechtzeitig zurückzahlt, dem hetzt sie als Drohung ihre Gangster auf den Hals. Naja, zumindest erzählen sich die Leute solche Geschichten über sie.

Ich ging weiter, vorbei an dem silbernen BMW, ihrem Zweitwagen, über morastigen Boden bis hin zu Miss Dikos Zimmer. Die Vorhänge waren zugezogen und die Fenster geschlossen.

Ich klopfte. »Miss Diko? Ich bin's, Gaone – die Altistin, die Sie in die erste Reihe geholt haben, erinnern Sie sich? Miss Diko, ich glaube, Sie müssen aus Meriting weg. Heut Abend geht ein Zug.«

Keine Antwort. Ich horchte am Schlüsselloch. Im Zimmer waren gedämpfte Geräusche zu hören, wie leises Weinen. Aber ganz sicher war ich nicht. »Miss Diko? Ich wollte Ihnen nur sagen, was Sie gestern gemacht haben, war so mutig von Ihnen. Aber es gibt ein paar Leute hier, die bringen dafür kein Verständnis auf. Und die sind wütend auf Sie. Also reisen Sie lieber ab.«

Die Tür blieb verschlossen. Das leise Weinen von drinnen hörte auf, und so blieb draußen nur der Lärm der Fußballspieler auf ihrem Weg zum Nachmittagstraining im Zentrum.

Ein Mann kam aus dem Nachbarzimmer. Die Augen blutunterlaufen, als hätte er Dagga geraucht. Aber vielleicht war er ja auch bloß Schichtarbeiter. Vielleicht urteilte ich mal wieder vorschnell und sah nur die schlechte Seite.

»Miss Diko!«, rief ich wieder. Der Mann spuckte aus, als er an ihrer Tür vorbeiging.

Wenn ich heute an diese Zeit zurückdenke, an diese Dezemberwochen, dann frage ich mich nach wie vor: War es diese Verurteilung, die Miss Diko in die Kneipe getrieben hat, in jener letzten, fatalen Nacht am Freitag? Es wäre durchaus denkbar. Ich bin absolut sicher, dass sie nie zuvor in einem Shebeen war. Keiner unserer Lehrer würde je einen Fuß in Mama Katses Kneipe setzen – na ja, mal abgesehen von Mrs. Sepadile, die sowieso immer macht, was sie will und sich von niemanden Vorschriften machen lässt, nicht mal von unserem Direx. Aber hatte Miss Diko vielleicht die Hoffnung, dass wenigstens die Leute in der Kneipe sie nicht verurteilen würden, während sie dort sitzen und auf ihren Zug nach Kapstadt warten würde? Wenigstens in einem Shebeen musste doch das Motto LEBEN UND LEBEN LASSEN gelten, nicht nur am Welt-Aids-Tag, sondern das ganze Jahr über.

Und der Mann mit dem rasierten Schädel, der Fremde? Sah wenigstens er diese anmutige, hübsche Frau, die in ihrem lila Kostüm so völlig fehl am Platz war? Hat er ihr einen Drink spendiert? War sie anfangs froh, dass jemand bereit war, sich mit ihr zu unterhalten? Oder hat sie ihn sofort auf Distanz gehalten, ihm vielleicht sogar gesagt, dass sie HIV-positiv ist, und hat dann ihren Koffer genommen und ist in die Nacht hinausgegangen? Hat er deswegen hinter ihr her geschrieen und sie beleidigt, während sie im Dunklen über den öden Müllplatz ging, wo der gewaltsame Tod auf sie lauerte?

Die Geschichten, die über jene Nacht aus dem Shebeen kommen, sind sehr verworren. Sogar Peter mit seinem Unidiplom sagt jetzt was anderes als zu Anfang. Nichts ist eindeutig. Der Mann mit der Glatze ist verschwunden, die Polizei hat ihn nie ausfindig machen können. Manche Leute sagen, die Polizei habe beschlossen, der Fremde sei der Mörder, also waren ihnen die Hände gebunden. Ein unlösbarer Fall. Ja, und schon wenige Tage nach dem Mord klopften sie an keine Tür mehr, stellten keine Fragen mehr und hörten auf zu ermitteln.

Ich frage mich auch so manches über Miss Dikos Mörder. Hat der Killer sie aus der Kneipe kommen sehen? War das vielleicht der letzte Tropfen, letztlich der Auslöser für seine Gewaltbereitschaft: dass diese junge Lehrerin, die die Schamlosigkeit besessen hatte, so scheußliche Dinge in ein Mikrofon zu sagen, auch schamlos genug war, sich in ein Shebeen zu setzen?

Aber auch diese Frage wird für immer ohne Antwort bleiben. Ganz bestimmt wird sie in keinem Gerichtssaal beantwortet, wo Richter und Anwälte sie hören können. Miss Dikos Mörder wird nie vor Gericht kommen. Und daran bin ich Schuld.

Aber ich bin fest entschlossen: Ich werde schweigen. Die Polizei wird nie erfahren, was ich weiß. Der Mörder wird nie verhaftet, vor Gericht gestellt oder ins Gefängnis müssen. Es gibt auch andere Arten von Gerechtigkeit, weniger offensichtlich, verbor-

gener zwar, aber nicht minder wirkungsvoll. Ein Mensch kann seine Strafe auch auf anderem Weg bekommen.
Das sag ich mir jedes Mal, wenn sich Zweifel melden.

Ich trat meinen Rückzug an, wieder vorbei an Mrs. Isaacs silbernem BMW und ihrem Pajero, fühlte mich total mies, weil Miss Diko mir solchen Kummer machte. Ich hob den Kopf und sah hoch zum Man United Hill, der in der Nachmittagssonne so schön aussah, mit seinen sattgrünen Bäumen und den glänzenden, massigen Felsbrocken. Aber der schöne Anblick machte die Sache auch nicht besser.
Niemals, nicht mal im Traum hätte ich gedacht, dass ich nur zehn Tage später, abends nach dem Jugendchor-Festival in Klipdrift, an diesem Hügel stehen und den Namen meiner Schwester in die Nacht rufen würde, mit panischer Angst in allen Adern.

In der dunklen Nacht damals, am Freitag, Freitag dem Dreizehnten, verwandelten sich diese dichten Bäume in Hunderte von Gespenstern, die sich im Wind wiegten, meine Schwester in ihren abscheulichen Klauen hatten und irgendwo verborgen hielten. Im Mondlicht sahen die Felsbrocken an der Hügelkuppe aus, als würden sie jeden Augenblick abrutschen und uns alle unter sich begraben. Und ich wusste nicht, ob es schon zu spät war, ob nicht die Dunkelheit Precious schon verschlungen hatte, ob Precious überhaupt noch zu retten war.
Monty legte seinen Arm um mich und versuchte, mich zu beruhigen. »Du hast dir weh getan«, sagte er. »Du blutest ja.«
»Was soll's«, war meine Antwort. »Es geht hier allein um meine Schwester.«
Da nahm Monty mich in den Arm, ganz kurz nur. Und er lächelte. Das weiß ich noch genau. Es war ein ruhiges, ernstes Lächeln.

»Nein, Gaone, sag das nie. Ich weiß, du fühlst dich mies im Moment, aber es geht auch um dich. Vergiss das nicht. Du bist sehr, sehr wichtig.«
Ich hörte kaum, was er sagte.
»Der Bach!«, schrie ich und riss mich von ihm los. »Wo ist der Bach. Ich muss den Bach finden!«
»Hier lang, glaub ich«, sagte er und nahm mich an der Hand.
Aber dann war es Precious, die uns fand. Der blasse Lichtfleck ihrer beigen Bluse tauchte zwischen den Bäumen über uns auf. Die Rüsche war abgerissen und voller Lehm. Das sah ich, als ich auf sie zulief. Ihr brauner Chorrock war zerfetzt, hing schief, und sie hielt sich mit Mühe auf den Beinen, suchte Halt an einem Ast.
»Precious!« Ich nahm sie fest in die Arme. Sie fühlte sich so klein an, so hilflos. Ihre Tränen liefen mir übers Gesicht. Ich selbst hatte ja längst keine Tränen mehr, ich war außer mir vor Zorn. Monty und ich halfen ihr den holprigen Abhang runter. Ich schrie schon wieder.
»Was hat er dir angetan? Was hat er gemacht? Wir müssen zur Polizei, Anzeige erstatten. Jetzt sofort. Die müssen ihn einsperren. Dieser Mörder! Er muss seine Strafe kriegen. Die Polizei muss ihn holen.«
Precious umklammerte zitternd meine Hand. »Bitte, Gaone. Bring mich einfach nur heim. Ich will nicht zur Polizei. Ich will nur nach Hause.«
Sie hörte sich an wie ein kleines Mädchen, sie klang wie die Kleine, die ich vor vielen Jahren mit Mühe beschützt und warm gehalten hatte, damals in den Straßen von Klipdrift. Das hat sie damals auch gesagt: »Bitte, Gaone, du musst mich nach Hause bringen.« Aber wir hatten in Klipdrift ja kein Zuhause mehr, man hatte uns ja vor die Tür gesetzt.
Wenigstens heute konnte ich das für sie tun. Wenigstens konn-

te ich sie jetzt zu unserer Tante nach Hause bringen, wo sie sich sicher fühlen konnte. Für die Polizei und eine Anzeige war auch später noch Zeit genug.
Gemeinsam, Monty links, ich rechts, halfen wir Precious über das löchrige Fußballfeld. Montys Arm unter meinem fühlte sich stark an, verlässlich und sicher, auch wenn mein Herz raste vor Angst um meine kleine Schwester, um ihre Zukunft und ihr Leben.

15

Freitag, 13. Dezember, nach dem Festival Ich half meiner Schwester ins Haus. Meine Seele war zu Staub zerfallen. Unsere Tante war von ihrem Freitagstreffen hinter den Zeitungsbögen noch nicht wieder zurück.

An der Haustür verabschiedeten wir uns von Monty. Er strich mir zart über die Wange, als ich ins Haus ging, und seine Berührung blieb bei mir, als ich die Haustür zumachte, während Precious sich verzweifelt an mich klammerte.

Ich zitterte wie sie und versuchte, mich mit meinem Wissen über Aids ein wenig zu trösten, mit den vielen hundert Fakten, die ich über all die Jahre hin gespeichert hatte. Das Virus wurde doch nicht bei jedem Geschlechtsakt übertragen, oder? Irgendwo hatte ich eine Tabelle gesehen, mit Prozentzahlen. Genau hatte ich die zwar nicht mehr im Kopf, aber das hieß, zumindest gäbe es eine Chance. Und dann gab's doch auch diese Tabletten, ARV, oder? Die konnte man einnehmen, um das Infektionsrisiko zu reduzieren, wenn man mit dem Virus in Kontakt gekommen war. Aber man musste sie schnell genug einnehmen. Stand das nicht in einem Faltblatt in einem Zentrum für vergewaltigte Frauen? Aber wie schnell? Und wie gut wirkten sie? Und wie teuer waren sie? Ich wusste es nicht mehr. Alle Fakten, die ich mir so besessen und akribisch angelesen hatte, purzelten jetzt in meinem Kopf durcheinander, zerfielen zu bedeutungslosen Wörtern und leeren Phrasen.

»Ich will baden, Gaone. Bitte?« Precious' Stimme klang kindlich und leise.

Aber baden sollte sie doch nicht, oder? Das war doch der Grundsatz? Ein Bad würde Beweismittel zerstören. Wenn es keine Beweise gäbe, käme Ebenezer ungeschoren davon. Und er sollte seine Strafe kriegen. Er sollte leiden.

»Bitte, Gaone?«

Ich sah in das verzweifelte Gesicht meiner Schwester, über der zerfetzten, lehmverkrusteten Blusenrüsche. Worauf kam es denn sonst noch an? Auf wen kam es denn sonst noch an?

Ich hielt sie in den Armen, da, im Badezimmer meiner Tante, das so stark nach Dettol stank. Eine neue Flasche Desinfektionsmittel stand am Waschbeckenrand. Ich hielt Precious im Arm, streichelte ihre Wange, ihren Rücken, ließ Wasser in die Wanne sprudeln. Schweigend half ich ihr aus den Kleidern, wie damals auch, als sie noch ganz klein war, am allerersten Abend, als wir zu unserer Tante nach Hause gekommen waren. Ich badete sie, bedeckte sie von Kopf bis Fuß mit warmem Seifenschaum, genau wie an jenem ersten Abend damals, und wusch die Gerüche und den Dreck und die Angst und die Kälte aus Klipdrifts Straßen von ihr ab.

Damals roch es aus der Küche köstlich nach gebratenem Fleisch. Auch aus der Küche kam damals die laute, unvertraute Stimme unserer Tante.

»Eine wahre Schande ist das! Zwei kleine Kinder auf der Straße verhungern zu lassen. Was für eine Gemeinde ist das da in Klipdrift? Hier würde so was nie passieren, nicht hier in Meriting. Wir sind anständige Leute hier! Wir wissen, was sich gehört. Wir verstehen was von Nächstenliebe.«

Precious, damals winzig mit ihren vier Jahren, hatte unter ihrem Schaumhäubchen zu mir hoch geschaut. »Sind wir jetzt in Sicherheit, Gaone, ja? Die große Frau sorgt jetzt für uns, ja? Sie wird unsere neue Mama.«

Das waren damals ihre Worte, an dem Abend vor vielen Jahren.

Heute Abend sagte sie keinen Ton. Ihr Körper zitterte unter meinen Händen. Ich half ihr aus der Wanne. Vorsichtig trocknete ich ihre zerbrechlichen Glieder ab und streifte Precious ihr schönstes Nachthemd über. Ich nahm sie am Arm, brachte sie zu Bett und deckte sie mit einer sauber duftenden Decke zu.

»Dank dir, Gaone«, flüsterte sie. Aber wofür sollte sie mir danken? Ich hatte doch versagt. Ich war zu spät gekommen. Die ganze Sorge, die Panik, das Gehetze durch die Straßen im Wind hatte sie nicht retten können. Ich hatte sie letztendlich doch im Stich gelassen.

»Und meine Kleider, Gaone? Mama soll sie nicht sehen. Ich will nicht, dass sie fragt, warum sie so schmutzig und zerrissen sind.«

»Die verbrenn ich, Precious, ja?«, sagte ich. »Und dann bring ich dir heißen Kakao.«

Ich brachte ihre dreckigen Sachen raus zum Ölfass vor der Küche. Das Fass stand fest im Nachtwind, schwarz von den vielen Feuern, die in ihm früher schon gebrannt hatten. Ich sah den Flammen zu, wie sie sich in die hübsche beige Chorbluse fraßen, in den braunen Rock, der sich an Precious' Hüften geschmiegt hatte. Die Hitze stieg mir ins Gesicht, bis alles vor meinen Augen verschwamm.

Elf Jahre zuvor hatte meine Tante unsere Wolldecke aus Klipdrift genau in diesem Ölfass verbrannt. Ich war so wütend damals, mein kleines Mädchenherz voller Hass. Schon damals lagen meine Wut und meine pflichtbewusste Dankbarkeit so lange im Widerstreit, bis ich das Gefühl hatte, dass mein Herz zerspringen müsse.

Warum muss sie sie verbrennen? Sie gehört ihr doch gar nicht. Sie gehört mir. Die hat meine Mutter mir gekauft. Und jetzt verbrennt sie sie einfach, wie Müll. Als sei sie nichts wert. Ich hasse sie. Ich hasse sie.

Nein, so was darfst du nicht denken. Sie hat dir und deiner Schwester ein Bett gegeben und warme Kleider und zu essen. Wie kannst du sie dann hassen?

Aber warum hat sie mich nicht erst gefragt? Ich bedeute ihr nichts. Jedenfalls nicht viel. Sonst hätte sie mich wegen der Decke vorher gefragt. Doch, ich darf sie hassen.

Nein, das darfst du nicht. Precious braucht sie. Das allein zählt.

In diesem Ölfass hatten kürzlich schon Flammen gelodert, wurden auch Kleider verbrannt, gerade erst in der Woche vor dem Festival.

Am letzten Freitag des Schuljahrs, in der Nacht auf den 6. Dezember, hatte meine Tante auch an diesem Ölfass gestanden, im Schein der Flammen, mit ausdruckslosem Gesicht. Hier, genau in diesem Ölfass, sind ihre AEFG-Kleider verbrannt: die gestärkte weiße Bluse, der dunkelblaue Faltenrock. Ich weiß das, weil ich sie durchs Küchenfenster beobachtet habe, obwohl es schon nach Mitternacht war.

Ich hatte in jener Nacht wach gelegen. Wie üblich kreisten meine Gedanken wieder und immer wieder um meine Schwester und ihre wachsende Faszination für Ebenezer. »Eine Woche noch«, dachte ich dauernd. »Eine ganze Woche noch, in der ich sie beobachten und Angst um sie haben muss, bis das Festival vorbei ist und wir auch zu keiner Chorprobe mehr müssen.«

An dem Morgen, gleich nach Schulschluss zu Beginn der Dezemberferien, hatte Precious sich Zöpfe flechten lassen. Sie kam heim, warf kess und freudestrahlend ihren Kopf zurück.

»Wie findest du's, Gaone? Sieht doch cool aus, oder? Mpho sagt, sie stehen mir. Nennt sich mushroom twist.«

Ich nickte, gab keinen Kommentar. Sie war schöner denn je, mit den dicken Zöpfen, die über ihren Augenbrauen wippten und neben ihren hohen Wangenknochen schaukelten. Außerdem machte die Frisur sie älter. Älter und weltgewandter, als sie tatsächlich war. Mitten in der Nacht damals hatte mich die Sorge wieder gepackt. Wie konnte ich Precious nur schützen? Wie konnte ich sie nur davon überzeugen, dass Ebenezer zu alt war, zu gefährlich, dass sie sich von ihm fernhalten musste?

Zudem machte ich mir Sorgen um Miss Diko. War sie hier überhaupt noch sicher? Ich hatte sie gesehen, tags zuvor, mit gesenktem Kopf war sie aus der Bank gehetzt. Allerdings zu weit entfernt von mir, ich hatte sie nicht rufen können. Hatte sie schon gepackt und war auf dem Weg zum Bahnhof? Der Zug nach Kapstadt hielt gegen ein Uhr morgens in Meriting. Würde sie am Bahnhof sein, mit ihrer Fahrkarte, würde sie einsteigen, in die Sicherheit der Waggons?

In den Tagen nach der Aids-Veranstaltung war das Getratsche in der Schule und auch in den Läden und Geschäften immer hässlicher geworden, grausam und verächtlich. Zeitungen hatten die Geschichte aus dem Radio übernommen, und die Leute in Meriting waren außer sich, viele jedenfalls.

»Für wen hält die sich? Sie stellt Meriting ja dar, als würden wir der Promiskuität Tür und Tor öffnen. Man könnte glauben, hier schlafen sich sämtliche jungen Lehrerinnen und Lehrer durch alle Betten und brüsten sich dann noch öffentlich damit. Es ist höchste Zeit, dass hier jemand durchgreift. Wir sind doch zum Gespött der ganzen Provinz geworden! Von ganz Klipdrift.«

Die wenigen Stimmen, die anfangs noch für Miss Diko Partei ergriffen hatten, schwiegen bald verschämt. Ja, um Miss Diko sorgte ich mich also auch. Ich hatte den Kohlenzug vorbeifahren, die leeren Waggons rattern hören, das Scheinwerferlicht war rasch über die Schlafzimmervorhänge gehuscht. Signal für Mitternacht.

Nur eine Stunde noch, dachte ich, dann sitzt Miss Diko sicher in ihrem Zug nach Kapstadt. Ob sie schon am Bahnhof ist, die Fahrkarte schon in der Hand hält?

Weil ich nicht schlafen konnte, ging ich im Dunkeln in die Küche, um mir ein Glas Wasser zu holen. Und durchs Fenster sah ich dann meine Tante vor dem Ölfass stehen, ihr Gesicht groß und ausdruckslos über lodernden Flammen. Entsetzt bemerkte ich Spuren, scheinbar verschmiertes Blut, in ihrem Gesicht. War ein Unfall passiert? War sie unterwegs gar von Gangstern überfallen worden? Ein paar von denen, das weiß ich, wären nur zu glücklich, mal ein AEFG-Mitglied in die Finger zu kriegen, allein auf dem Heimweg. War sie verletzt? Sollte ich zu ihr raus gehen, ihr anbieten, sie in die Notaufnahme zu begleiten? Aber wieso verbrannte sie ihre Kleider? Wieso sollte jemand, der überfallen worden war, seine Kleider verbrennen wollen? Damit zerstörte man doch zweifellos Beweismaterial, das der Polizei dienlich sein könnte?

Und dann trat ich auf das kleine Filzdreieck auf dem Küchenfußboden. Ich hob es auf; es war der AEFG-Anstecker meiner Tante, und ich konnte im fahlen Feuerschein von draußen erkennen, dass er mit trocknendem Blut getränkt war.

War das der Moment, in dem der Verdacht in mir aufkam, dass das Blut an ihren Wangen nicht ihr Blut war? Der Gedanke war schockierend, eigentlich unglaublich. War mir da, noch während ich den Anstecker in meiner zitternden Hand hielt, im Grunde schon klar, wessen Blut an dem Anstecker klebte? Auch in jener Nacht hatte ich das Gefühl, mein Kopf zerfällt vor lauter Fragen zu Staub.

Als nach dieser schlaflosen Nacht endlich die Sonne aufging und der schale Geruch von Verbranntem noch in der Luft hing, als ich über den Müllplatz schaute und die Nachtschichtler im Kreis stehen sah, da gab es keinen Zweifel mehr. Ich wusste es, noch bevor ich an der Polizeiabsperrung angelangt war, noch bevor mir das Lila von Miss Dikos Kostüm ins Auge fiel.

Meine Tante, die Mörderin. Ja. Meine Tante, der Killer, der die Steine vom Müllplatz aufgelesen und dann mit großer Wucht zugeschlagen hatte. Meine Tante hatte das Leben einer lieben Lehrerin und Chorleiterin ausgelöscht, die mich in die erste Altistenreihe geholt hatte.

Als die Polizistin an dem Samstagnachmittag an unsere Haustür kam, wollte ich ihr sagen, was ich gesehen hatte. Ich wollte ihr sagen: »Ich weiß, wer Miss Diko ermordet hat. Und ich hab den Beweis.« Ich wollte, dass meine Tante verhaftet wird, dass sie würdelos über den Weg vor dem Haus gestoßen, grob in den Polizeitransporter verfrachtet und bloßgestellt wird, vor all ihren Nachbarn.

Aber genau in dem Moment kam auch meine Schwester an die Tür und stellte sich neben mich, mit ihrer neuen Frisur, die sich an ihre Wangen schmiegte. Und schon brach wieder Krieg in mir aus.

Nein, ich kann's nicht. Ich kann's nicht sagen.

Doch, es ist richtig. Sag der Polizistin alles. Jetzt. Zeig ihr den blutigen AEFG-Anstecker. Sie machen eine DNA-Analyse, und dann wissen sie genau, wer's war.

Aber wenn ich's sage, wird unsere Tante verhaftet. Und was wird dann aus uns? Wir werden vor die Tür gesetzt. Dann hat meine Schwester wieder kein Dach überm Kopf.

Wie kannst du nur? Ans Schweigen solltest du nicht mal denken! Miss Diko ist tot, liegt zerschlagen in irgendeinem Leichenschauhaus der Polizei. Und wofür? Weil sie die Wahrheit gesagt hat. Weil sie versucht hat, junge Leute vor Aids zu warnen. Und du willst ihre Mörderin frei rumlaufen lassen?

Aber wie kann ich meiner Schwester das antun? Unsere Tante ist die einzige Mutter, die Precious kennt. Zum zweiten Mal eine Mutter verlieren? Das überlebt sie nicht.

Du bist die Einzige, die's weiß. Niemand wird je deine Tante verdächtigen. Wenn du nichts sagst, bleibt Miss Dikos Tod ungesühnt. Willst du das? Nennst du das etwa Gerechtigkeit?

Aber meine Schwester! Meine Schwester Precious! Ich kann ihr das nicht antun.

Also hab ich der Polizistin schließlich gesagt: »Jeden Abend fährt hier um Mitternacht ein Kohlenzug. Niemand hört irgendwas, wenn der vorbeirattert.«

Aber diese Schlacht in meinem Kopf, die hat noch das ganze Wochenende über gewütet. Hat bis Sonntagabend gedauert, als meine Tante von ihrem Gottesdienst nach Hause kam, und dann beim Fleischschneiden fürs Abendessen dieses Kirchenlied sang.

Rock of Ages, cleft for me
Let me hide myself in thee …

Und da wurde mir endgültig klar: es gibt andere Formen von Gerechtigkeit. Es gibt Strafen, die sind noch viel schlimmer als ein beschämender Polizeitransporter, als eingesperrt zu sein in einer Gefängniszelle, zusammen mit anderen Kriminellen. Viel schlimmer!

Langsam verlosch das Feuer am Boden des Ölfasses, in der Asche von Precious' Kleidern. Meine Tante war noch immer nicht zurück von ihrem AEFG-Treffen.

Ich machte eine Tasse Kakao und brachte sie Precious. Sie saß im Bett und sah ganz zart und schwach aus. Aber sie zitterte nicht mehr, im Gegensatz zu mir. Wie sollte ich ertragen, was jetzt noch käme? Wie sollte ich mit ansehen können, was meine geliebte Schwester Schreckliches durchmachen würde?

»Gaone«, sagte sie. »Mach dir keine Sorgen.«

Ich würde mit ihr ins Untersuchungszentrum gehen, gleich morgen früh. Samstagmorgens wäre dort nicht viel Betrieb. Niemand würde uns sehen. Schwester Thebe hatte außer ihrem Strickzeug doch auch das Medikament, bestimmt – die Tabletten, die die Infektion stoppen konnten? Und Schwester Thebe könnte auch untersuchen, ob Precious sich angesteckt hatte. Aber was war mit der Fensterperiode? Irgendwo hatte ich gelesen, dass der Test, während der Fensterperiode durchgeführt, irrtümlich einen negativen Befund liefern konnte. Wie lange würde es dauern, bis wir uns sicher sein könnten? Sechs Wochen? Ich würde nachschauen müssen.

Eine Horrorvorstellung, sämtliche Artikel und Bücher wieder zu durchforsten, um Antworten für meine eigene Schwester zu finden! Wie sollte ich das nur ertragen? Woher sollte ich ihr zuliebe soviel Kraft nehmen?

»Gaone, bitte hör mir zu! Hör auf, so panisch zu reagieren.«

Und was war mit Ebenezer? Den musste man doch aufhalten! Was er da machte, das war doch Mord! Wie ein außer Kontrolle geratenes Auto überstürzten sich meine Gedanken, schlingerten hoch oben auf einer steilen Klippe über die weiße Randmarkierung und um Haaresbreite am schroffen Abgrund entlang, wo messerscharfe Steine lauerten.

Mir zitterten die Hände, und ich vergoss ein paar Tropfen Kakao auf dem sauberen Laken.

»Gaone, hörst du mich? Hör zu. Du musst mich jetzt verstehen, ja? Ich sag dir jetzt, was gelaufen ist.«

Endlich hörte ich sie. Ich setzte mich neben sie aufs Bett.

»Wir saßen zusammen im Gras am Bach, Ebenezer und ich, hörst du? Alles war schön und romantisch und ganz viele Sterne am Himmel. Und ich wollte ihn, Gaone, das geb' ich zu. Ich wollte, dass es passiert zwischen uns. Aber weißt du, was er dann gemacht hat? Er hat *Paradise Road* gesungen. Du weißt schon, die Stelle: *Come with me to Paradise days. It'll change your life. It'll sure change your ways.* Du kennst seine tolle Stimme ja.«

Der Wagen in meinem Kopf raste jetzt bergab, schneller, immer schneller, ohne Bremsen. Ich wollte Precious anflehen, nicht weiter zu reden, mir nicht noch mehr zu erzählen. Aber meine Kehle war zu trocken, ich brachte kein einziges Wort raus. Es war meine Schuld, alles meine Schuld. Ich hatte versagt. Ich hatte sie nicht rechtzeitig gefunden.

Sie sprach weiter, hielt meine zitternde Hand in ihrer, als sei ich diejenige, die Trost brauchte. »Aber es war irgendwie ganz komisch, Gaone! Trotz seiner zauberhaften Stimme war plötzlich die ganze Romantik weg. Genau in dem Moment! Als ich das Lied hörte, konnte ich nur noch an Miss Diko denken und an das, was sie uns am Welt-Aids-Tag gesagt hat. Weißt du noch? Über Aids und über das Virus, über ihren Freund in Kapstadt? Dass sie dachte, sie könnte kein Aids kriegen, weil sie aus gutem Hause kam? Und plötzlich hab ich Angst gekriegt. Panik. Ich wollte Ebenezer nicht mehr so nah bei mir. Also hab ich ihn weggestoßen. Er ist wütend geworden und hat versucht, mich auf den Boden zu drücken. Und ich sag dir, Gaone, auf einmal war er gar nicht mehr unwiderstehlich. Hässlich sah er aus und grausam, als würde ich ihm überhaupt nichts bedeuten. Also hab ich mich gewehrt und mich von ihm losgerissen. Deshalb waren meine Kleider so verdreckt und zerfetzt. Irgendwie konnte ich ihn abschütteln, und dann bin ich gerannt und gerannt, zwischen den Bäumen durch. Und dann wart ihr da, du und Monty, meine Rettung.«

Es dauerte einen Moment, bis ich richtig kapiert hatte, was sie mir da sagte. Aber irgendwann hatte ich's tatsächlich begriffen. Da nahm ich sie in die Arme. Ich umarmte sie so fest, dass sie ihr Gesicht befreien musste, um noch Luft zu kriegen. Und dann überkam sie mich wie ein ungeheurer Wirbelsturm. Diese Erleichterung, diese unbändige Freude! Von allen Seiten brach ein Orkan über mich herein. Donnerte durch meinen Kopf. Blendete mich mit grellen Blitzen. Drang mir tief in alle Poren, wie die ersten Regengüsse im Sommer.
Als Precious sich hinlegte, blieb ich an ihrem Bett sitzen, streichelte ihr Gesicht, während sie schnell einschlief. Ich dachte an Sannah und stellte mir vor, was sie wohl durchmachte. Morgen, ganz bestimmt, würde ich ihr anbieten, sie ins Untersuchungszentrum zu begleiten. Alles war doch besser als Ungewissheit? Monty hatte schon Recht.

Monty stand noch immer draußen vor der Haustür. Als ich sie ganz kribblig vor Freude aufmachte, stand er noch dort und hatte die Augenbrauen zu besorgten Berghängen gebogen.
»Gaone, kann ich irgendwas …? Wie kann ich dir helfen?«
Ich schlang ihm meine Arme um den Hals, mir war ganz egal, was er von mir dachte. Es fehlte nicht viel, und ich wäre in Tränen ausgebrochen vor lauter Erleichterung. »Alles in Ordnung«, sagte ich. »Sie ist in Sicherheit. Die Gefahr ist gebannt! Es ist alles gut gegangen!«
Ich ließ ihn nicht los, diesen lieben Kerl, den ich so sehr mochte; diesen besonderen Kerl, der so voller Witz war und alle Welt zum Lachen brachte, der aber auch ernst sein konnte und zuverlässig, in den schwersten und düstersten Zeiten; dieser Mensch, der sehr wohl wusste, wann es Zeit war zu lachen und wann Zeit für Tränen war. Ich hob den Blick und sah ihm ins Gesicht.

Er war zurückhaltend. Kein Wunder. »Bist du sicher, Gaone? Weil du letztes Mal, unter der Treppe zum Labor …«
Ich lächelte trotz meiner Tränen. Ich nickte. Und er küsste mich, mein erster richtiger Kuss. Diesmal waren meine Gedanken friedvoll, voller Licht. Keine Ablenkung durch scheußliche Bilder von Krankheit und Tod und eingeschrumpften Gliedern. Es war ein perfekter Moment, ein wunderbarer Augenblick, der mir noch heute sehr viel bedeutet.
Irgendwann trat er dann einen Schritt zurück. »Ich muss gehen, Gaone. Meine Mutter macht sich sonst Sorgen. Schlaf gut, ja!«
Aber ich wusste, ich würde nicht schlafen können. Nicht aus Panik diesmal, sondern wegen zuviel Freude. Zu großer Erleichterung!
Es war kurz vor Mitternacht, meine Tante war noch nicht zurück von ihrer AEFG-Versammlung. Ich hatte noch was zu erledigen. Ich ging unterm Sternenhimmel quer über den Müllplatz bis zu den Bahngleisen. Nutzlos flatterten in den Büschen noch Fetzen des Absperrbands, das die Polizei damals gespannt hatte. Aus Mama Katses Shebeen kam der übliche Freitagabendlärm: Männergeschrei, das Geschimpfe von Frauen, verzerrte Musik aus altersschwachen Boxen. Wo Miss Dikos Leiche gelegen hatte, kniete ich mich auf den Boden, zwischen die Steine, an denen im Mondschein noch immer Spuren ihres Blutes zu sehen waren.
Auf der anderen Straßenseite tauchte jetzt unter einer Laterne meine Tante in ihrer neuen AEFG-Uniform auf. Kürzlich neu gekauft: weiße Bluse und marineblauer Faltenrock. Sie hielt kurz inne, starrte in meine Richtung, konnte mich in der Dunkelheit aber nicht erkennen. Woran sie wohl dachte? Was ging ihr wohl durch den Kopf? Eines Tages, wenn ich älter bin, werde ich sie fragen. Ich werde sie fragen warum. Was hat sie zu einer so grausamen Tat, zu soviel Gewalt bewogen? Ging es ihr um den Ruf der Ge-

meinde? Lag es an den Berichten im Radio und in den Zeitungen, die die Geschichte in der gesamten Provinz verbreiteten? Hatte sie das Gefühl, Meriting würde gezeichnet, gebrandmarkt, sein Ruf ruiniert? Fand sie, Miss Diko müsse für ihre Tat büßen? Hielt sie es als AEFG-Vorsitzende für ihre Pflicht, die Stadt von einem moralischen Fehltritt zu reinigen?
In allem, was im Dezember 2002 passiert ist, liegt eine seltsame Ironie, Ironie des Schicksals, dass Meriting mit Miss Dikos Tod nämlich wirklich gebrandmarkt, sein Ruf tatsächlich für alle Zeit ruiniert war. Nicht bloß in der Provinz, nein, in ganz Südafrika. Meriting ist jetzt als der Ort bekannt, der Leute umbringt, die mutig genug sind, ihren Zustand zu offenbaren. Meriting gilt jetzt als Ort des Stigmas und der Diskriminierung, als Ort ohne Mitgefühl, während der Rest des Landes alles tut, um HIV-positiven Menschen rücksichtsvoll und freundlich zu begegnen. Der Mord wird in jedem Bericht über unsere Gemeinde erwähnt. Das ist das Fazit der grausamen Tat, die meine Tante begangen hat. Meriting selbst ist damit stigmatisiert. Ob ihr das bewusst ist?

Ich kniete noch immer am Boden, sah sie schließlich abbiegen und nach Hause gehen. Und endlich brachen meine Tränen durch alle Dämme, die ich über die Jahre hin errichtet hatte. Tränen der Erleichterung, weil meine Schwester in Sicherheit war, kamen zusammen mit Tränen der Trauer über Miss Diko, die sanfte Chorleiterin, die begeisterte Englischlehrerin. Zum ersten Mal seit ihrem grauenvollen Tod konnte ich um sie trauern. Ich weinte im Nachtwind bittere Tränen über einen so sinnlosen Verlust. Und weil ich ihr nie gesagt hatte, wie viel sie mir bedeutete, welch ein besonderer Mensch sie war.

16

Sonntag, 8. Dezember

Rock of Ages, cleft for me
Let me hide myself in thee …

Sonntag, zwei Tage nach dem Mord an Miss Diko. Meine Tante kam gerade aus ihrem Gottesdienst zurück und sang noch immer ihr Kirchenlied vor sich hin. Sie trug noch immer ihre Kirchenkleider. Hatte noch immer ihren Kirchenhut auf. Sie saß am Küchentisch und zerschnitt mit ihrem Tranchiermesser in aller Ruhe Fleisch für den Eintopf, während ich Kartoffeln schälte und Precious Karotten klein schnitt.

Und während meine Tante so sang, ballten sich in meiner Brust Abscheu und Wut zu einer Riesenfaust zusammen. Wie konnte sie nur? Wie konnte meine Tante nur so ruhig da sitzen, ihr Kirchenlied singen, ganz entspannt und gelassen, wo sie doch vor zwei Nächten erst – vor zwei Nächten! – eine junge Frau erschlagen hatte, deren einziges Verbrechen darin bestand, offen über HIV und Aids geredet zu haben? Die aufgestanden war gegen Verdrängung und Heuchelei, mit denen Meriting infiziert war? Ich starrte meine Tante an. Keine Spur von schlechtem Gewissen in ihrem Gehabe. Nicht ein Hauch von Schuld oder Scham in ihren Augen oder in ihrer Stimme.

Und dann dieses Lied zu singen – ausgerechnet dieses Lied! – wo sie doch Hunderte anderer Hymnen kannte! Das ärgerte mich am meisten. Das machte mich so wütend, so abgrundtief fassungslos. Wie konnte sie nur? Wie konnte sie von einem Fels, von einem Stein singen, wenn doch ein Stein ihre Waffe gewesen war, die Miss Dikos zartes Gesicht gespalten, ihr Blut über ihr lila Kostüm gespritzt hatte? Und wie konnte meine Tante von einem Ort der Zuflucht singen, wenn Miss Diko keinerlei Zuflucht, keinen Schutz hatte finden können, dort auf dem dreckigen Müllplatz bei den Gleisen?

Der blanke Hohn! Einfach krank, unerträglich.

An diesem Sonntagabend fasste ich in der Küche einen Entschluss. Ich würde zur Polizei gehen. Wenn meine Tante von selbst nicht einsehen konnte, was sie Schlimmes getan hatte, dann sollte die Polizei es ihr eben erklären. Ja, ich würde zur Polizei gehen. Soviel Grausamkeit und soviel Mangel an Reue konnten einfach nicht ungestraft bleiben. Ihren blutgetränkten AEFG-Anstecker würde ich mitnehmen. Den könnten sie untersuchen. Könnten das Beweismittel prüfen.

»Ich weiß, wer Miss Diko ermordet hat«, würde ich ihnen sagen. »Hier hab ich den Beweis. Ich weiß, wo Sie sie finden können. Sie ist zwar meine Verwandte, aber für das Verbrechen muss sie bestraft werden.«

Irgendwie würden Precious und ich schon ohne sie zurande kommen. Ich war siebzehn. Ich könnte von der Schule gehen und mir Arbeit suchen. Schließlich hatte ich ja früher schon allein für meine Schwester gesorgt. Das schaffte ich bestimmt auch ein zweites Mal. Und nach einiger Zeit würde Precious mir sicher verzeihen.

»Gaone, wach auf!«, neckte mich meine Schwester, die mir am Tisch gegenüber saß. »Warst du auf dem Mond, oder was? Die Kartoffeln schälen sich nicht von allein, wenn du's wissen willst.

Wovon träumst du denn? Monty?« Mit gespielter Strenge schüttelte sie den Kopf und ließ ihre neuen Zöpfe hübsch um ihre Wangen baumeln.
Jetzt redete meine Tante. So hörte endlich ihr Gesinge auf.
»Precious, Gaone, jetzt sind ja Ferien. Wenn ich's mir recht überlege, nächstes Wochenende, nach eurem Jugendchor-Festival, müssen wir meinen Bruder besuchen fahren. Das wird euch gefallen. Er arbeitet jetzt auf einer Farm.«
Sie lächelte uns an – also, Precious hauptsächlich. Sie lächelte wie eine Frau, für die die Welt so gut wie in Ordnung war. Wie konnte das sein? Hielt sie das, was sie getan hatte für richtig, für gerechtfertigt? Glaubte sie, ihre Taten seien über jedes Urteil erhaben? Oder war etwa ich im Unrecht? Täuschte ich mich doch? Ich hatte ihr blutverschmiertes Gesicht gesehen, als sie ihre AEFG-Uniform verbrannte. Ich hatte den blutgetränkten Anstecker in der Hand. Gab es vielleicht eine andere Erklärung dafür? Was, wenn ich in meiner schlimmsten Befürchtung den falschen Schluss gezogen hatte? Konnte das sein?
Aber … aber … Das Neonlicht spiegelte sich in ihrem Tranchiermesser, während meine Tante weiter Fleisch in Stücke schnitt. Ich hatte ihre Worte vom vergangenen Sonntag noch deutlich im Ohr.
»Wie aus der Gosse! Diese junge Frau, diese Thozama Diko – für wen hält sie sich? So viel Schmutz von sich zu geben, auf einer Feier des AEFG!« Auch damals hatte das Messer das Neonlicht reflektiert, als meine Tante ihren Spinat so heftig gehackt hatte.
»So eine Frau dürfte gar nicht Lehrerin sein. So eine Frau hat an einem anständigen Ort unter anständigen Leuten nichts verloren. In meinem ganzen Leben …«
Nein. Ich hatte mich nicht getäuscht. Ich lag nicht falsch. Bestimmt nicht?

Die tiefe Schnittwunde in ihrer Hand, die sich meine Tante mit ihrem eigenen Messer beigebracht hatte, war noch rot und empfindlich, ohne Verband und noch nicht verheilt.

Woher kam das, was ich dann tat – was ich dann sagte? Ich hab in meinen Erinnerungen gegraben, hab nach diesem Augenblick gesucht, um genau festzumachen, wann mir die Idee kam, die ganz langsam Gestalt annahm. Aber da ist nichts, nur Leere, auch heute noch. Nur die Erinnerung an meine Umgebung wird wieder wach. An das Licht, das von dem scharfen Tranchiermesser ausging. An die trockene braune Form der Kartoffel, die ich in der Hand hielt und, im Augenwinkel, Precious' Zöpfe, die zappelten, als sie meiner Tante Antwort gab.

»Eine Farm, Mama? Können wir nicht lieber deine Nichte in der Stadt besuchen? Portia, ja? Das war doch so schön letztes Jahr.«

Aufgeschaut hab ich nicht, als ich zu meiner Tante sprach, das weiß ich noch.

»Tante«, sagte ich. Ganz leise. Ganz unaufgeregt. »Tante, pass auf deine Wunde auf. Mach lieber einen Verband drum. Solange sie nicht verheilt ist, ist das so gefährlich. Was, wenn sie mit fremdem Blut in Berührung kommt – Blut von jemandem, der Aids hat? Das Blut würde in deine Wunde eindringen. Das Virus könnte direkt in deine Blutbahn …«

Ich sah das Messer auf den Tisch fallen, zwischen die halb geschnittenen Fleischbrocken. Ich hörte es hart aufs Schneidbrett knallen.

»Ja«, ich redete weiter und schälte meine Kartoffel jetzt ohne Unterbrechung. Nahm die nächste. »Ja, ich hab so was in der Zeitung gelesen. Ein Mann hat gesehen, wie sein Freund gestürzt ist und sich am Kopf verletzt hat. Er ist sofort hin und hat ihm geholfen, ohne zu bedenken, dass er eine Schnittwunde am Finger hat. Sein

Freund war HIV-infiziert und hat ihn angesteckt. Durch diese Minischnittwunde …«

Aber meine Tante war schon unterwegs ins Bad. Precious war böse auf mich.

»Warum musst du so was sagen, Gaone? Du bist wie besessen von diesem Aids. Du hast ja gar nichts anderes mehr im Kopf. Jetzt hast du Mama einen Schreck eingejagt. Gebrauch doch erst mal dein Hirn, bevor du den Mund aufmachst. Du kannst ganz schön grausam sein, weißt du das?«

Aber auch ich ging jetzt aus der Küche, hinter meiner Tante her. Ich lehnte an der Wand und sah ihr zu, wie sie im Bad pures, unverdünntes Dettol über ihre noch offene Wunde goss. Wie sie ihre Hand mit der Scheuerbürste schrubbte und schrubbte und schrubbte und schrubbte. Und auch wenn ich nicht in ihr abgewandtes Gesicht sehen konnte, wusste ich wohl, dass ich hier Todesangst vor Augen hatte. Blanke, übermächtige Todesangst. In jeder Linie ihres Körpers, in jeder ihrer Bewegungen wurde sie offenbar.

Genau diese Todesangst wird meine Tante begleiten, auf Schritt und Tritt. Sie spürt sie noch heute. Diese Todesangst ist ihr erster Gedanke, wenn sie morgens aufwacht: ist ein Spritzer von Miss Dikos infiziertem Blut etwa in die Schnittwunde an ihrer Hand gelangt, in ihre eigene Blutbahn, als es aus ihrem verwundeten Opfer schoss? Ist auch sie nun infiziert mit diesem winzigen, unsichtbaren, gnadenlosen Überbringer des Todes?

Sie wird sich nie ganz sicher sein. Weil sie sich natürlich nie, niemals testen lassen wird. Um nichts in der Welt würde sie wollen, dass jemand sie durch das glänzende Tor vor Schwester Thebes Klinik gehen sieht. Schon gar nicht, weil Schwester Thebe auch AEFG-Mitglied ist – noch dazu rangjünger!

Auch nach Klipdrift wird meine Tante nie gehen, um sich untersuchen zu lassen. Lieber verliert sie den Verstand. Niemals wird sie der Schwester dort sagen: »Bitte, ich muss einen Aidstest machen.« Nein. Wie schmachvoll, wie würdelos, das wäre zuviel für sie. Das würde sie nicht ertragen.
Also wird sie für immer in Ungewissheit leben. Und wie ironisch, wie gerecht ist diese Strafe doch! Jeder Husten, jede erhöhte Temperatur, jedes kleinste Anzeichen einer Grippe wird sie in tiefste Todesangst stürzen. Und wenn eines Tages eine ihrer AEFG-Kolleginnen zu ihr sagt: »Mma Modise, was ist denn mit dir los? Hast du abgenommen?«, dann weiß ich nicht, ob sie das überhaupt je verkraftet.
Deshalb sage ich: Es gibt andere Arten von Gerechtigkeit. Es gibt Strafen, die zugleich unerträglicher und angemessener sind als die, die Gesetze und Richter und Gerichte und die Gefängnisse unseres Landes zu bieten haben.

17

Freitag, 13. Dezember / Samstag, 14. Dezember

Mitternacht Ich kniete in der Dunkelheit auf dem Müllplatz und spürte im Wind meine Tränen kalt auf meinem Gesicht. Und tief im Innersten empfand ich auch Mitleid für meine Tante, trotz ihrer grausamen Tat. Der Todeskampf der vergangenen Woche hatte sie zermürbt: Täglich die wilde Schrubberei mit Wasser, versetzt mit Unmengen von Dettol, dessen Gestank in jeder Ritze des Hauses saß. Ich weiß, was es heißt, wenn die Angst so groß wird, dass sie all deine Gedanken beherrscht. Ich weiß, wie die Angst sich in dein Leben drängen und alles verschlingen kann, was gut und erfreulich ist. Ja, etwas Mitleid hatte ich schon mit ihr.

Sogar Ebenezer tat mir Leid, der zu einem Schlag gegen die Welt ausholte, mit der einzigen Waffe, die sich ihm bot im Versuch, sein eigenes, schon im Keim ersticktes Leben zu rächen. Was er getan hatte, was er tun wollte, war unverzeihlich. Aber er war ja selbst ein Opfer. Auch er war verzweifelt. Jetzt hatte ich Platz für Mitgefühl – jetzt, wo ich wusste, dass meiner Schwester nichts passiert war.

Aus der Ferne rumpelte der Kohlenzug näher, zog seine leeren Waggons hinter sich her. Sein greller Scheinwerfer beleuchtete die Wellblechhütten, die ohne Stromversorgung im Dunkel lagen.

War dieses Geratter das allerletzte Geräusch, das Miss Diko gehört hatte? War dieser Scheinwerfer das allerletzte Bild, das sie auf Erden sah?
Ich hielt ihren Perlmuttknopf in der Hand: so klein, so schön und doch so stark. Jetzt schwankte der Kohlenzug um die Kurve bei Mama Katses Kneipe, wurde immer lauter. Doch der Lärm übertönte Miss Dikos sanfte Stimme nicht: Wenn das, was ich gesagt habe, auch nur einem jungen Menschen das Leben retten kann … einem einzigen jungen Menschen …«
Und dann…, ob das bloß Zufall war? Oder ob höhere Macht und Bedeutung dahinter steckten? Das kann ich auch heute nicht genau sagen. Aber als mir der Scheinwerfer ins Gesicht schien und mich blendete, da kam mir endlich die Erleuchtung. Endgültig und vollständig. Mein Kopf war wie von Licht durchflutet, von Sonnenlicht, klar und warm.
Nicht meine panische Angst hatte meiner geliebten Schwester das Leben gerettet. Precious täuschte sich. Nicht Monty und ich hatten sie gerettet. Obwohl ich so entsetzt durch Meritings Straßen gehetzt war, wäre ich nicht rechtzeitig bei ihr gewesen. All meine Besorgnis hatte nichts ausrichten können. Sie hat höchstens bewirkt, dass meine Seele in Fetzen ging.
Nein.
Was meiner einzigen Schwester dort oben am Bach auf dem Hügel das Leben gerettet hat, war der stille Heldenmut einer jungen Lehrerin, selbst infiziert und HIV-positiv, die aus Mitgefühl für andere bereit war, offen über ihre Situation zu sprechen. Die so selbstlos war, andere Menschen zu warnen, damit ihnen der Schmerz erspart blieb, den sie durchmachte. Koste es sie, was es wolle.
Es hat sie am Ende das Leben gekostet.
»Wissen Sie das, Miss Diko?«
Ich sprach laut. Aber es war ja niemand in der Nähe, der mich

hätte hören können. Drüben, in Mama Katses Shebeen, war mal wieder ein Kneipenstreit ausgebrochen. Man hörte Bierflaschen zerbrechen, wütendes Geschrei. Der Kohlenzug war inzwischen so weit weg, dass er nur noch leise rumpelte. Jetzt tauchte sein Scheinwerfer die stillen Felder in helles Licht.

»Wo auch immer Sie jetzt sind, Miss Diko, hat man Ihnen gesagt, dass Sie heute Nacht einem jungen Menschen das Leben gerettet haben?«

Ja, so war es wirklich. Weil Miss Diko so viel Mut bewiesen hatte, war meiner Schwester nichts passiert. Deshalb und aus vielen anderen Gründen werde ich mich an Miss Diko voller Dankbarkeit und Respekt und Liebe erinnern – immer.

Und das hier – das alles – ist mein Loblied auf sie.

ENDE

Dieses Buch wurde im Jahr 2005 mit dem *Sanlam Gold Prize* für Jugendliteratur ausgezeichnet.
Die Originalausgabe erschien 2006 unter dem Titel *Praise Song* bei Tafelberg Publishers, Kapstadt.

Die Übersetzung aus dem Englischen wurde mit Mitteln des Auswärtigen Amtes unterstützt durch die Gesellschaft zur Förderung aus Afrika, Asien und Lateinamerika e.V.

Lektorat: Karin Gruß
Umschlag: Wolf Erlbruch
Satz: Graphium press, Wuppertal
Druck: Westermann Druck Zwickau
ISBN 978-3-7795-0152-7
www.peter-hammer-verlag.de